文成天縱

『十三五』國家重點圖書出版規劃項目

國家圖書館藏中醫稿抄本精粹

GUOJIA TUSHUGUAN CANG ZHONGYI GAO-CHAOBEN JINGCUI

張志斌　鄭金生　主編

20

广西师范大学出版社
GUANGXI NORMAL UNIVERSITY PRESS
·桂林·

第二十册目録

論方合璧（一）……一

〔一〕目録該書原有目録，但目録與正文不完全相符，故據正文另製目録

論方合璧

論方合璧

該書爲臨床綜合類醫書。明閭丘煜輯，成書於明萬曆四十七年（一六一九），今影印本即此書樹德堂原稿抄本，爲晚近始浮現之孤本。

形制

索書號一三二七一四。存二册，不分卷。書高二十八點三釐米，寬十七點七釐米。版框高二十一點四釐米，寬十四點七釐米。每半葉十行，行二十四字，雙行小字，行四十六至四十八字不等。白口，四周雙邊，白魚尾。書口下刻『樹德堂』。烏絲欄。行楷，有眉批、朱筆圈點。

抄本棕褐色封面，無書名簽。首爲序文『題論方合璧』，下有陽文朱印『樹德堂印』，末署『萬曆己未重陽前一日/象玄居士計文治君安父撰』。萬曆己未即萬曆四十七年（一六一九）。次爲『目録』。卷首題『論方合璧/雲間芝林閭丘煜輯/友津梁計文瀾/弟瑶林閭丘炳/海陽門人長庚汪永齡』。其下有兩方陽文朱印：『樹德堂印』『北京圖書館藏』。

内容提要

據該書序言及卷首署名，其作者爲閭丘煜，字芝林，號參微子，雲間（今上海）人。『閭丘』爲複姓，清代上海諸地方志爲避諱改作『閭邱』，導致《中國歷代醫家傳録》中出現明清兩個閭邱煜[一]。該書有萬曆己未計文治手書題詞，云初見其書，尚未定名。今此抄本中尚有未完備之處（如目録與正文或有不一致之處，部分論説之後留有空葉或空標題等），且有眉批或朱批，則此抄本當爲稿本。此人今存醫著除《論方合璧》之外，還有《脉法的要　湯散徵奇》，書中自叙（一六二九）云：『余先君子以鴻術起家，稱杏林老良相矣。余幼善病，遂不克究詩書之業，退而讀父書，迨今十五年有奇。[二]』其父閭丘榕，字慎所，『太醫院冠帶』，爲當地名醫。閭丘煜得其父之傳，『又從《内經》而下，討名理於四大家，集方言爲一家語』，輯成《論方合璧》。

〔一〕何時希：《中國歷代醫家傳録》（下），北京：人民衛生出版社，一九九一年，第二六六頁。

〔二〕〔明〕閭丘煜：《脉法的要　湯散徵奇》『自叙』、卷首署名，明末稿抄本。

該書抄録於『樹德堂』烏絲欄簿本上，序、目俱全，完全按出版物格式抄寫。全書不分卷，首爲二篇『病機賦』，此後則以一百一十一條病證、病位或論題爲標題，其中包括六氣所致各種疾病、疫病，以及内科、五官科、外科的各種病證。又單獨設『婦人門』，下列數種婦科常見病證，末附論説四則。書中每一病證先列主證，後列各種不同病因的鑒别診斷方法，再分别指出當用何方（方名）、何法（如針灸及其他治法、急救法等）。若干病證之後，還附『治例』『治驗』『類方』等名目，其中『治例』非病案，乃治療捷法、效方、議藥、禁忌、預後等内容，『治驗』才是所治病案。該書之名雖有『方』字，但重在辨病議方，多出方名和簡易配方法，并非每方皆出方組、劑量、服法等。有目録書將該書列入『醫方』類，并不合適。此書貼合臨床診治，精於辨證用方，每多經驗心得。

著録及傳承

該書未見明清書志記載，但見於地方志著録〔一〕。《中醫圖書聯合目録》首次著録了明閆丘煜的《脉法的要　湯散徵奇》（書序號四七七），却無此《論方合璧》〔二〕。《中國中醫古籍總目》『方書』類始著録此國家圖書館藏抄本孤本（書序號〇三四八四）〔三〕：『論方合璧/（明）閆丘煜（芝林、參微子）輯/清閆丘氏樹德堂抄本。』成書年附繫於一六四四年。然檢視原書，此乃明萬曆四十七年序抄本，乃未刊之稿本。其中『玄』『虚』等字均不避清諱，故《中國中醫古籍總目》所載清樹德堂抄本及成書年并不確切。該書乃臨床綜合類醫書，亦非方書。

〔一〕何時希：《中國歷代醫家傳録》（下），北京：人民衛生出版社，一九九一年，第二六六頁。
〔二〕中醫研究院、北京圖書館編：《中醫圖書聯合目録》，北京圖書館一九六一年鉛印本，第五二頁。
〔三〕薛清録主編：《中國中醫古籍總目》，上海：上海辭書出版社，二〇〇七年，第二七九頁。

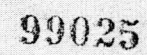

題論女科辟

夫醫必明理而達與意世業而宗旲使豈林理明于儒而業者於及蓋育以愛經於子習舉子業不售遂讀父書父則余婦翁慎所苦也公以醫名家稱杏林

老良相兵家李津梁得古衣跡
鳳參荅長桑扁鵲並莅而見从
黴跨豐林後出兕足式嘗大鄙
師第又子同乙宗本而西里遠
近幾為書域則意氣傳死知己
予一日頭蹌走踢媍翁豈亂膝

閭見梵林宗頭手錄成帙者渢泛卒業之而未濕其名目予曰是集也立論祇古題以論古合疑題出可婁梵林唯唯誠如所命題願以椽筆并心予亦唯唯而又于是集有感於今之業舉

者不以刀圭濟人而幾於雅尒
幾不有父子兄弟之何況於師
友哉我翁老市廛而半並豎大
鄙叅惡於醫而不取值於醫故
既而得子而子船豈林又速肖
學又從內經而下討名理於究

大豪康兮言為式家語是不惟
以刀圭濟世又嚴以佳述不朽
使世謂閭丘翁虎景倉杏林書
色而所以猎環季子者又不越
是集中饒有明理鼓有世業不
冥縣又子已弟兄汝可媿令出

業醫者乎予笑謂家季津梁汝
足出于學乃取材而博纂箋詮
理始尋血脈與味膏方而溫涼
補瀉按病處方首不得卑意可
以醫國而今尚與抱璞者同病
相憐汝曹第醫能飲哉吹上淀

水逮我起色乎追予叔色而後
以成其附合璧本畫爲之幽林
乞津梁鼓掌大笑謂書之以質
若翁翁正色曰此君業已帖括
始還丹九轉眞執林中禁其色
在眼目且觀罷起色在眉宇間

何須汝曹更議乎胥也矣大笑
曰卿用卿灋我用我灋醫古儒
意相通適然不藥而愈覺醫皆
至不得意而後言乎

萬曆己未重陽前弍日
歙谿居士許丸治君安父撰

論方合璧

論方合璧

雲間　芝林　閭丘煜輯
友　津梁　計文瀾
弟　瑶林　閭丘炳
海陽門人長庚　汪永齡

病機賦

太極已判民物咸生一氣周旋变化不息惟人靈於萬物心具五常身緣四大七情交動乎中六氣相盪於外有生難免於沉痾具體莫逃乎疾病先聖作經惻斯民之疾苦後賢著論闡大

理之深仁志在養生當搜奧論廣尋經義無執一家傷寒遵仲景之書熱病考河間之論韓祗和陰症最佳李東垣內傷切當針灸法竇太師湯藥宗孫思邈欲窮本末先求內外之因要識安危力究陰陽之候病因有三曰內曰外曰不內外者乃七情六淫之別也不內不外則勞逸作強之類是也人因陰陽偏勝使有生死禍福之畏故陰陽之候不可不究學者知之調四氣而治五鬱須知法正行權究其本而治其標熟審六淫五惡夫春溫夏熱秋涼冬寒四氣也謹當調之毋使病生○五鬱者木鬱達之火鬱發之土鬱奪之金鬱泄之水鬱折之乃可平調又曰法正則順治行權則逆治也六淫者風淫于內治以辛涼熱淫于內治以鹹寒濕淫于內治以苦熱火淫于內治以鹹寒燥淫于內治以苦溫寒淫于內治以甘熱○五惡者心惡熱肺惡寒肝惡風脾惡濕腎惡燥萬病知源分陰可惜究五料七事之機行十劑七方之制五料者脈病症治及其所因七事者脈有浮沉遲數病有風勞氣冷證有虛實寒熱治有汗下吐法及其內外因不內外因詳而推之有條不紊也然必究十劑七方之道則盡善矣○七方者大小緩急奇偶複也十劑者宣通補瀉輕重滑澀燥濕也審勞傷與六極曉苦欲并九氣醫經載勞傷六極之證非傳尸骨蒸之比蓋由盡力謀慮勞傷乎肝應乎筋極曲運神機勞傷乎肺應乎脈極意外過思勞傷乎脾應乎肉極預事而憂勞

傷乎心應乎氣極矜持節志勞傷乎腎應乎骨極此五勞應乎五極者也然精極者眼視無明齒焦髮落行履不正体重耳聾故成精極　五藏之所苦者何如肝苦急急食甘以緩之甘芍膏葛根之屬心苦緩急食酸以收之五味棗仁之屬脾苦濕急食苦以燥之厚朴蒼朮之屬肺苦上氣逆急食苦以泄之故用杏仁桑皮葶藶之屬腎苦燥急食辛以潤之故用干姜肉桂之屬○夫九氣者怒則氣逆喜則氣和悲則氣消恐則氣聚寒則氣收暑則氣泄驚則氣亂思則氣結勞則氣耗氣一本也因觸之而為九

白虎飛尸附骨疽異名同類脾氣橫洩水血分形同病別

無擇云白虎飛尸痛淺按之則雜附骨疽痛深按之無益皆是一病但淺深不同耳少有骨出者附骨疽也宜宣熱拔毒則易愈遲則難救如脾氣橫瀉水之分血分者先因經水斷絕后四肢浮腫小便不通名曰血分宜椒仁丸小調經散若先小便不通後身面浮腫致經水不通名曰水分宜葶藶丸

暑暍禁汗下溫針秘法於右風眩行針灸須藥理至於今

夫風眩之病心氣不足胞中蓄痰觸動閉閉故謂之風眩大人曰癲小兒曰癇其實則一急度針灸與藥最佳脈虛可治實死

肺病面白而不澤因知六脫所致臟病身熱而可驗當求五按須知

六脫者脫氣脫血脫津脫液脫精脫神也五藏身熱者心脾肝肺腎發熱各異也

風寒暑濕胗之不同望聞問切辨之有異故知風則脈浮自汗然須走注寒則脈緊無汗必定拘疼中暑則心煩面垢脈必虛弱傷濕則重著腫滿診須沉細嗟夫感

寒病同傷中何異傷寒為舊病熱鬱而體不甚虛别六經而行四治中寒因胃虛冷而卒冒嚴寒法温補治隨六氣身熱而常貪納被内虛寒而邪熱淺浮藥辛温而取効體寒而每欲掀衣素壯熱而感寒鬱閉飲辛凉而必瘥傷中既分表裏宜審外病内和謂之表内病外和謂之裏夫傷寒中寒不可不講何謂之外病内和如身体拘急惡寒頭疼此外病也内和者口和而知味不嘔不泄肚腹不痛也内病外和内病者胸脇苦滿肚腹泄瀉或痛小便黄大便秘是也内外兩傷不可苟且内傷補其不足外傷瀉其有餘東垣仲景之法宜熟詳之當解表時莫攻裏和汗之劑宜分當攻裏時莫解表下補之方可諦表裏如或兩可攻後先内外須循理汗以偶方下以奇劑發表不遠熱中病便休攻裏不遠寒更衣即止若乃不發不攻必致寒熱内賊無犯天時其義不忒犯其司氣是謂迷惑其曰若病在表不避流金之熱就宜汗之若病在裏雖冰雪之時不避司氣之寒即宜下之王太僕

曰若不發表不攻裏其藥留而不去適足以助司氣而增病邪也若天令寒冷病在表反以寒藥冰其裏又涌泄則必堅痞腹滿痛急不利之病生矣若天令炎熱病在裏反以熱藥燥其中又非發汗則身熱吐下瞀鬱腫脹淋閟之病生矣故知發表攻裏則必順天氣寒熱溫涼此其義矣若犯司氣非迷惑而何

思强攻而洞泄豈得延年痛過汗而亡陽果難引曰萬派千枝在表在裏曰臟曰腑曰血曰氣順時調燮惟平而已知命存誠方為高士愈疾脫死即是良方經言寒者熱之熱者寒之是謂正治微者逆之甚者從之謂之反治正治之方切審用寒用熱反治之道當知從少從多寒因熱用須知反治之詳辛散酸收已識正治之槩蓋聞所病有似是而非所診有如虛而實曾傷於酒即歸於酒曾傷於食即歸於食感風寒必惡風寒而厲聲有力鼻為不利傷榮勞役必倦形体而微聲少氣口為欠和氣口盛而知飲食內傷人迎盛而知風寒外中鼻以候

天口以候地。客曰内外之傷不可不辨外傷六淫之邪當瀉不当補也法雖宜瀉亦当審其老壯強弱内傷七情之証当補不当瀉也法宜補亦当審其老壯救其輕重而施治故賦此以見大意耳毋候具氣壅塞为外感口不知味为内傷庶不差矣

且夫大寒甚而熱之不熱是無火而當補助其心大熱甚而寒之不寒是無水而當補助其腎無火兮熱來去而晝見夜伏無水兮熱動止而倏忽往來嘔逆生而食不得入有火之病宜求溏泄久而止蕨無常無水之緣可責故心盛則生熱腎盛則生寒腎虚則寒動乎中心虚則熱攻於内有與盛而宜泄宜補無與虚而宜補宜助。夫人之一身莫非陰陽也陽常有餘陰常不足一或參差百病生焉故王太僕言有火无火有水无水言盛與虚則水火寄乎心腎者故有者瀉之无者補之必使氣血通調則寒熱自和矣紀乎水火餘氣可知矣

治熱以寒寒之而火食不入攻寒以熱熱之而昏躁以生理宜疎通氣脉法可和順陰陽隨寒暑溫凉之時用甘苦酸辛之劑。切詳王太僕所言如熱病用寒藥而火食之物不能入有寒病服熱藥而昏躁即生何也蓋因氣壅而藥不及行故也善調治者当隨時寒熱溫凉用酸醎甘辛苦以此

五味隨其藏氣可補則補可瀉則瀉令氣通調為妙也

熱應寒療投寒而心熱隨生寒應熱治進熱而沉寒愈滋謂熱病以寒藥寒病以熱藥而病反不退反寒熱而隨生者亦有止而復發者亦有藥在則減藥去依然者亦有全不息者醫者欲廢繩墨而更新死法可易欲依標格則病熱不除舍此阻彼心迷意惑无由通悟欲其愈也安可柰何故治諸寒者當益心陽治諸熱者宜滋腎水如黃連苦參多服反熱附子乾姜火飲反凉非補旺而致偏勝之愆必習熟而招見化之害作成歲後之憂因樂目前之効夫物体有寒熱氣性有陰陽惟其調摂失宜以致陰陽偏勝虛实見焉能補臟之味必以酸入肝為溫苦入心為熱辛入肺為清鹹入腎為寒甘入脾為至陰而四氣兼之須各從本藏之氣用耳故久服黃連苦參偏勝反熱者此其類也余味皆然久氣增之火夭之由也凡藥方務宜較餌不致偏勝摺覺化之害一婦產後停食不消醫者急于作効竟服附子丁香百余劑時得快後加嘔逆膈痛便澀骨立不食而死吁此人事然歟抑天數然歟軒岐之旨是歟非歟嘗謂無失氣宜動小而攻大得其機要用淺而攻深癰疽瘍丹瘤核瞀鬱瘈瘲轉筋喘嘔小便渾笑驚譫妄鼻流清涕謂之鼽鼻出鮮血謂之衄衊昧躁擾興癲狂數病揔歸熱火屬夫癰者淺而大也疽者深而惡也瘍者有頭小瘡也疹浮小隱疹也丹瘤者火之色也结核者鬱结堅硬如果

中核也瞀者昏也鬱者怫鬱也瘛者動也瘖者卒瘂也轉筋者謂轉筋而反戾也喘者張口擡肩而为喘也嘔者物之旋出也小便渾者熱氣使然也笑者心火之王也驚者卒動不寧也譫者多言也妄者虛妄也鼽者腠理閉密鼻流清涕怫鬱然也衄者則血妄行于鼻也冒昧躁擾皆火之体也癲狂懊憹煩心不得眠也已上病機皆由乎火熱也

耳鳴聾者是水虛火實目昧腫者乃熱鬱氣閉病有兼化之形治必當求其本何謂本何謂化本者病起之源也化者兼化氣之象也是亢則害承乃制如陽病似陰陰病似陽也治之者但當瀉其本病過甚之氣不可反悞治其兼化也

吐利腥穢腸胃寒屈伸不便經絡冷無樂小成當思大體先知五勝五諸次察九藏九候要知風勝則動熱勝則腫寒勝則浮濕勝則濡瀉五諸則諸痛痒瘡瘍諸風掉眩諸濕腫滿諸氣膹鬱諸寒收引也夫九藏者所謂神藏五形藏四合为九藏五藏者肝藏魂心藏神脾藏意肺藏魄腎藏志乃神氣居之故云神藏也形藏四者一頭角二耳目三口齒四胸中皆知氣外張虛而不屈合藏于物云〇若九候者人身上中下三部有天地人三部合为九候至若寸関尺亦謂各有浮中沉三三九候詳見脉訣

三因四因劳講之宜詳陳無擇立三方有内因有外因有不内外因抑考生氣通天論曰因于寒欲知運樞起居如驚神氣乃浮此言冬日君子居室當深居周密不當煩擾而傷于寒毒也若傷之則春必溫矣因于暑至夏而受暑病者体若燔炭汗出而散因于濕首如裹濕筋弛痿弱无力也因於氣为腫四維相代陽氣乃竭此言人素有風疾又見濕熱加之氣濕熱故为肢節腫也然邪氣漸盛正氣漸微筋骨血肉互相更代故云四維相代也致邪代正氣不宣通衛氣无所滲便至衰竭故云陽氣乃竭也

七損八益劳審之莫後上古天真論曰女子七歲腎氣盛齒更髮長二七而天癸至任脉通太衝脉盛月事以時下故有子三七腎氣平均故真牙生而長盡四七筋骨堅髮長盡身体盛壯五七陽明脉衰面始

焦髮始墮六七三陽脉衰于上面皆焦髮始白七七任脉虛大衝脉少天癸竭地道不通故形坏而无子也損其所當損故云七損也丈夫八歲腎氣实髮長齒更二八腎氣盛天癸至精氣溢阴阳和故能有子三八腎氣平均筋骨堅強故真牙生而長極四八筋骨隆盛肌肉滿壯五八腎氣衰髮墮齒槁六八陽氣衰竭于上面焦髮鬓頒白七八肝氣衰筋不能動天癸竭精少腎藏衰形体皆極八八則齒髮去腎者主水受五臟六腑之精而藏之故五臟乃能瀉益

三陽結兮成膈噎之病（三阳結者大小腸膀胱热結而成膈）三陰結兮為水腫之病（三阴謂脾肺寒化为水彩于腎則为水腫之病也）溺黃目黃者陰陽可推（溺黄目黄皆因湿热鬱蒸而成故云治湿不利小便非其治也黄疸篇宜相参看）面腫足腫者水風可辨（面腫曰風足腫曰水）證視五虛五實脉驗三陰三陽（五虛者脉细皮寒氣少泄利前后飲食不入是也五実者脉洪皮热腹脹前后不通閉瞀）登高而歌者陽實四肢棄衣而走者熱盛一體嘔血衄血者乃乾坤之虧損赤濁白濁者緣坎離之未濟右之於味兮苦熱鹹寒虛則淡甘疸食酸目之於色兮黃赤熱而白為寒青黑者痛經行氣而絡主血其色當分不同臟主藏而腑主納其治原來却異

病機賦

蓋聞形假地生命惟天賦形志有若樂之殊治療有熨藥之異體熱如炙者久則肉消身寒如水者病名骨痺膽移熱於腦者病名鼻淵膀胱移熱於小腸疾稱口糜身熱懈惰汗出如浴惡風少氣者名曰酒風以朮瀉而調治（白朮澤瀉）胃虛腸鳴惡聞食氣腫卧不安中府不和等參朮而療理筋攣骨痛兮寒多謀筋弛肉爍兮熱勝勢病懟狂者生於陽飲以鉄落故奪其食而即已因知血為身之本氣為体之充荣虛則不仁衛虛則不用衛荣俱虛則不仁而宜不用明四海兮識強弱辨五官兮知逆從（四海者腦为髓海胃为水谷之海膻为氣海肝为血海浮强則病失強則生病五官者鼻乃肺之官目乃肝之官口乃脾之官舌乃心之官耳乃腎之官考其逆從以知其病也）寒氣入經五臟卒

痛脉澁不行不行則痛ㄑ則不通通則不痛 論人之五臟卒痛何以使然夫經絡流行不止循環不休寒氣入經而稽遲澁而不行使氣容于脉外則血少容于脉中則氣不通而卒痛宜以温熱之藥使氣行寒退痛則豁止也 知痺病者合風寒湿氣言風疾者無春夏秋冬遺尿者虛寒癃閉者熱擁諸痿生於肺熱葉焦病因內臟不足治在陽明藥參芪苓朮按君臣而處用觀夫四象不明四失不理妄治時痊短人誇己 夫四象者神聖功巧所應望聞問切之道四失者不知陰陽之理一失也妄用砭石後遺身咎二失也不別人之勇怯足以自明三失也診治不問飲食之失節起居之過度妄言作名粗治四失也為醫不明四象不知四失妄意偶然而獲中病之痊皆術尽倫于我矣豈得明斯道教 誰云臨淵羨魚即此藥術於市若言退而結網是讀聖賢之書 醫因偶治得愈遂張肆于街衒以術內經言藥術于市何異衒洛陽曰臨淵羨魚不如退而結網余故曰不学衒術于市不如退而講備其業則其所就也大矣 時令為客人身為主ㄑ勝客而食不及新客勝主而尸埋如舊 論天令為客人身為主何哉然天令热人氣亦然令天令熱而人氣反寒若天令寒而人氣亦寒令天令寒而人氣反熱天令不能勝其人氣是謂主勝客也且人之身為主天令為客此天令尚不能制其寒熱何藥能及昔謹父治韓子玉父六十歲病三焦渴疾至冬添燥渴袒裸以水噴胸腋乃快日食肉麪粉頃時即飢如此月餘謹診脉沉细而疾已死决矣其子泣跪曰病痼疾舊

居尽心救治則死而无悔对曰令尊今当差時反劇乃腎水干涸不能制心火直謂孤陽絶陰案也固辞而帰不数日而卒故賦此使知机耳 胗尸厥芳形若死而脉動如常驗息積芳氣火逆而飲食如故问寒厥芳秋冬多欲而得问熱厥芳飲酒行房所致寒厥以凉劑清心熱厥以温劑補肺嘗謂土為萬物之母水為萬物之元脾土不可損傷腎水大宜節養腰痛本腎之虧腹脹乃脾之恙尿血有血淋之分瘧疾有脾寒之辨有懷孕者九月瘖而十月復生日即痊有厥病者五有餘而二不足死期必矣奇病論少陰腎脉也氣不榮營故舌不能言也懷娠忽至九箇月瘖不須治之待兒生復后如常也○論厥病者言外得五有餘者一身熱如炭二頸膺如格三人迎燥盛四喘息五氣逆二不足者一病癃一日數十溲二太陰脉微細如髮謂其表則内有二不足謂其裏則外有五有餘表裏既不可憑補瀉固推为法故曰死期必矣 經言入國问俗入家问諱上堂问禮臨病问便中熱消癉則便寒中寒之病則便热胃中热則消穀善饑腸中熱則瀉黄如糜腸中寒則腸鳴

飧泄胃中寒則噫氣腹脹胃中寒而腸中熱則腹脹而大腑且泄胃中熱而腸中寒則疾饑而小腹痛脹脾病視唇舌之好惡肺病驗鼻氣之通閉頭傾深視神將奪背曲肩隨府欲崩腰為腎府則轉搖不能膝乃筋由衰則屈伸不便骨憊兮不能久立久行胃消兮卻美多食多飲目為五臟之精華黑白分明血氣好心為一身之主宰言辭不亂藏神清凡諸病証先識其本既識其向治之有道得強者昌失強者亡戒夫不虞之譽休誇求全之毀當勉誇則處事疎勉則治療慎人病有三虛三實治療貴百發百中陽甚陰虛汗則死而下則生陽虛陰甚汗則生而下則死察五逆而知死期究八虛而識病候靈樞云其腹大脹身熱脉大泄甚一逆也腹脹便血其脉大時絶二逆

也衄血不止脉大形肉脱三逆也咳且嘔血胸滿引背脉大而疾四逆也咳嘔腹脹且飧泄其脉時絶五逆也○岐伯曰虚者心肺有邪其氣留于兩腋肝有邪其氣留于兩脇脾有邪其氣留于兩髀腎有邪其氣留于兩膕凡此八虚者皆机関之室真氣之所過血氣之所遊邪氣惡血固不能留住留則傷經絡之骨節機関不得屈伸故病攣也

榮乃水穀之精液衛為水穀之悍氣

五味宜調〻之則五神生四傷可理〻之則四病息夫四傷者春傷于風夏必飧泄夏傷于暑秋必痎瘧秋傷于湿上氣而咳又云冬必咳嗽発为痿厥冬傷于寒春必病温此四時之氣便傷五臓之和而成病也其必即病者謂旺不受邪故也

更問女子重娠因甚吐而不食蓋由精血内鬱穢腐攻胃乃精化生故百日而傷味也

切見病有名同實異亦有名異形同伏梁與心積之分暑証有熱病之辨痎熱痿虚風湿氣細看彷彿之形食積虚痌脚氣痃孰論依稀之候咳嗽有肺胃之名積聚别臓腑之病明結胸痞病之殊考譫語鄭聲之異九種心疼五般淋病若便閉者審陰結陽結治癃溺者在上焦下焦疝瘕兮寒熱不同厥病兮陰陽

却異常評水滿皮膚身体否腫內陰精而損削外陽氣而耗減則三焦閉塞水道不通而然矣欲療斯疾知表裏而察浮沉開鬼門而潔淨府（開鬼門即發汗也潔淨府即利小便）所謂平治權衡去菀陳莝（言去積久之水物如草莝不可久留於身中也）温衣以宣陽氣繆刺以調絡脈氣脈調和形體如故詳觀無形而痛者陽完而陰傷有形不痛者陰完而陽病（灵樞云無形而痛者急治其陰無攻其陽有形不痛者急治其陽無攻其陰）陰陽俱動則形乍有而乍無加以煩心命曰陽虧而陰勝（此謂不表不裏其形不少也）陰結者便血陽結者肢腫（經言陰主血故陰結而必下血也四肢為諸陽之末結則四肢腫也）手屈而不伸者其病在筋伸而不屈者其病在骨傷於風者上先殃感於濕者下先受寒氣入胃飲食衰熱氣內藏肌肉瘦甚矣痰之為病考無擇之言識三因而顯諸四飲詳隱君

之論談十証而病其八人戒子和之熱補亦有虛寒講羨氏之理氣尤多火鬱詳而談之治無差失談之宜詳治之可的滞下雖若尋常手足煖而陽熱堪推手足冷而陰寒可審發吃逆者治降火以扶虛除後重者法行血而調氣致如氣無補法乃齋東之野語宣乃瀉劑誠市井之狂言外有丹傷打撲墮馬皮不破而瘀血停積攻利為先肌肉碎而亡血過多止疼兼補察輕重與淺深分上下知多少攻補兩途擇斯二者平調氣血補胃強脾此良法也要識癥瘕异積聚辨腸覃穸清氣而濁氣結成如懷孕按則堅而推則移月事時下法當消積和氣取晞露以收功脚氣固宜鍼灸外因風寒濕熱隨脉証而疎導為先內起

飲食房勞暈溫劑而罨行滋補破傷風休作小看有和解表裏之分內虛而熱欝者可畏牙齒痛似為大患有脾胃盛虛之別裏實而濕者何妨癰瘀固有陰陽輕重俱從火治急則治標緩則治本陽証可清熱化癰致若喉痹乃陰陽經結火欝而成咽病法子和之砭鍼藥須醎若傷寒詳仲景之湯散法用辛溫氣逆風痰皆成此患切詳不順天時不隨病體從中治而得痊忽旋熱劑忽以寒方妄前攻而失奻血陰如地水流行氣陽似天風旋轉病在血而調氣多宜病在氣而理血多阻不煉金丹且吞玉液呼出臟腑之毒吸採天地之清道藏有王軸經言五藏六府之氣因五味薰灼不和又六欲七情積久生疾故太上憫之以穴字氣訣其法以呼字而瀉出臟府之毒氣以吸字而採天地之清氣延年衛生

之寶非人勿傳呼有六何也可呼四噓嘻吹也孫真人又云天陰霧惡風猛寒勿取氣也但閑之望聞問切熟審病機補瀉宣通細詳用藥知古典則精參有據情前經則滅裂無憑譬無槳之舟安能泛海假有韁之馬僅可登場

脉法浮遲者吉
急疾者凶中風
脉浮滑兼痰氣
其或沉滑勿以
風治或浮或沉
而微而虛扶危
治痰風未可踈

論方合辟

雲間 芝林 閻丘煜 輯
弟 瑤林 閻丘炳
新安門人長庚 汪永齡

中風

內經曰風之傷人也或為寒熱或為熱中或為寒中或為厲風
或為偏枯又曰風者百病之長也至其變化乃為他病無常方
千金云岐伯所謂中風大法有四一曰偏枯謂半身不遂也二
曰風痱謂身無疼痛四肢不收也三曰風懿謂奄忽不知人也

四曰風痺謂諸痺類風狀也是以古人皆主乎外中風邪立方處治惟河間謂中風癱瘓者非肝木之風實甚而卒中之亦非外中之風良由將息失宜而心火暴甚腎水虛衰不能制之則陰陽虛實而熱氣拂鬱心神昏冒筋骨不用而卒倒無所知也亦有因喜怒思悲恐五志有所過極而卒中者皆為熱甚借云風者言末而忘其本也東垣亦謂中風者非外來風邪乃本氣自病也凡人年踰四旬氣衰之際或因憂喜忿怒傷其氣者多有此症壯歲之時無有也至于肥人多中者以其氣盛于外而歉于內也若丹溪則謂有氣虛有血虛有痰盛又曰西北氣寒為風所中者有之東南氣溫而地多濕有風者非風也皆濕生

痰痰生熱熱生風也夫上古之論中風一以為外感風邪之候及乎三先生之論一出皆以風為虛象而謂内傷正氣為病然古人論中風者言其證也三先生論中風者言其因也知乎此則中風之候可得而詳論矣其所謂真中風邪者未必不由體氣虛弱榮衛失調勞役過度以致真氣耗散邪氣乘虛而入遂有卒中暴仆暴瘖昏昧喎僻癱瘓語言蹇澁痰涎壅盛不省人事之候亦有中腑中臟中血脉之分中腑者多着四肢面顯五色有表症而脉浮惡風惡寒四肢拘急不仁或中身之前身之後身之側皆曰中腑其治多易中臟者多滞九竅唇吻不收舌不轉而失音鼻不聞香臭耳聾而眼瞀大小便閉結或眼合直

視搖頭口開手撒遺溺痰如拽鋸聲如鼾睡皆曰中臟其治多
難中血脈者口眼歪斜手足癱瘓三者治各不同大抵治中腑
者外有六經之形症則從小續命湯加減以發其表內有便溺
之阻隔則從三化湯麻仁丸以攻其裏腑臟兼見者又不可以
拘泥或一氣之微汗或一旬之通利然汗下不可太過汗多則
亡陽下多則亡陰亡陽則損其氣亡陰則損其形斯又不可不
謹如外無表症內無便阻但手足不遂語言謇澁者此邪中於
經也宜養血通氣大秦艽湯羌活愈風湯之類治之如癱瘓者
有虛有實經所謂土太過則令人四肢不舉此膏粱之疾非腎
肝之虛治宜瀉之令土平而愈致若脾虛之人亦有四肢不舉

但所中無痰涎言語或不利治宜十全大補湯及四物湯去邪
留正也經云治風先治血血實風自滅正此謂歟大法中風卒
倒之時不可善卧必使坐起用法調治初宜搐人中俟醒次以
細辛皂角為末撚鼻取嚏或以鵝羽絞痰三者之間得嚏得吐
即可治也否則難為調理若中倒之時言談得出一二句方可
用藥先宜二陳順氣之劑加竹瀝薑汁氣虛者配四君子湯血
虛者配四物湯氣實者加枳实厚朴血實者加桃仁紅花有火
者加芩連山梔脾虛不足加苓术胃實火盛加枳實大黃痰壅
盛者口不能語皆用吐法若服後不吐此為氣不能轉者為不
可治設或氣虛卒倒者以參芪補之挾痰者以二陳參术竹瀝

活絡丹方詳在萬氏家抄

與之更以引經之藥爲使如此調治則雖大風疴毒亦能自愈矣豈可以死血瘀血留滯而不行者論乎丹溪云治風之法初得之即當順氣及日久風燥於血血不能養筋即當活血此萬古不易之理惟可以四物湯吞活絡丹愈者正是此義若先不順氣化痰遽用烏附久不活血徒用天麻防風羌活輩非所以爲治也又見言不變志不亂病在膚腠之間者只宜温卧取小汗爲可復也若用腦射治之是引風入骨髓尤爲難治深可戒哉

治例　當看原病集

初中時急掐人中穴能醒或用通関散吹鼻中得嚏可治無嚏

不可治或以開關散擦牙或以白梅擦牙俟醒之後必須審其脉證的確而後施以藥餌藥中須多佐以竹瀝姜汁如用生熟地黄泥痰之劑必須薑汁焙用

凡失音者腎虚也乃腎絡與包絡内絶不通故瘖治以地黄飲子。

凡舌強不語者為邪入心肺經蓋心之别系於舌本脾之脉俠咽連舌本散舌下今風涎入其經絡故不轉而難于言也宜滌痰湯轉舌膏解語丸或活命金丹主之。

凡口眼喎斜者邪干胃經也先燒皂角烟薰患處以逐外邪次燒乳香薰之順其血脉亦當用灸法目斜灸承泣口喎灸地倉

不効灸人迎頰車二穴或以酒煑桂汁用布浸搨上右喎塗左左喎塗右或以改容膏鱔血塗之更宜清陽湯秦艽升麻湯合治

凡小便不利者以自汗亡津液也切切不可以藥利之俟其熱退汗止則自行矣

凡遺尿者屬氣虛當濃煎參芪補之或加益智子

凡年老虛弱之人不可吐氣虛者不可吐

凡吐中風之痰使咽喉疏通能進湯液便止若攻盡其痰則無液以養筋能令人拏急偏枯此大戒也

凡產後中風者要分閉與脫二證明白如牙關緊閉兩手握固

即是閉證宜蘇合香丸三生飲之類開之若口開手散即是脫證必當大補氣血然後治痰須察左右手分其血氣多少而治切不可作中風正治而用續命發表之劑

凡身癢者經曰諸痒為虛血不能榮肌所以癢也當以滋補養血血和肌潤癢自不作矣外則濃煎鹽湯洗之

凡左半身不遂者多是血虛與死血法當養榮活血兼以導痰

凡右半身不遂者多是氣虛與濕痰法當補氣而燥痰宜四君合二陳

凡人有形盛氣衰常時或指節麻木或手足酸痛或眼吊頭眩或虛跳或半身周身如虫行者此中風之漸也法當養氣血節

飲食戒七情遠幃幙可也切勿服風藥以預防適所以招風取
中也
凡顫掉者為邪入肝经正氣不守故頭招搖而四肢掉也無熱
者宜星附散或獨活散有熱者宜推肝散
凡多食者風木盛也盛則尅脾臟受敵求助於食经曰實則夢
與虛則夢取当瀉肝木治風安脾〻安則食自少耳
凡食少者多是氣虛宜以参术為君以竹瀝佐之
凡肥白人多濕少用烏頭附子行经凡用烏附必須製過
凡瘦人屬陰虛火盛六味地黃湯 肥人卒中屬氣虛有痰生
脉加参芪 口喎灸翳風在耳垂下後陷中七壯先針後灸其

効尤速　如癱瘓之症灸絕骨一月一灸此症可全愈此穴在足外踝上三指盡處是穴交骨中

牛黃清心丸方　治中風痰厥昏運不省口禁痰喘亦治小兒驚風發搐五癎僵仆薑湯下

胆南星　白附子煨　半夏製　川烏用面煨已上各一兩

鱓肚鬱金各　右五味為粗末臘月黃牛胆三個取汁和前藥匀入胆內扎口懸於風簷下至次年可用合藥再加濾過淨芒硝辰砂雄黃南硼砂各一錢　片腦射香各少許　取胆內藥一兩共一兩四錢研細稀糊丸大豆大金箔為衣每用一丸姜湯下

牛黃丸方　許慎所傳

牛黃 弍分半 姜蚕 姜汁炒弍錢 防風 弍錢 天竺黃 五分 天麻 弍錢

胆星 一錢 白附子 姜汁炒弍錢 辰砂 弍錢 全蝎 去頭足香油炒弍錢 蟬退 去頭足叁錢

金箔 弍拾張 共爲末煉蜜丸每丸重一錢二分蠟包

中氣

中氣者為因七情氣鬱或一時怒氣忿遏不舒以致痰厥氣併卒然暈倒神昏牙噤狀類中風但中風身溫中氣身寒既甦之後尚有餘痰未盡氣逆未得調和不可悞施中風藥餌宜先用蘇合香丸姜湯磨灌或六磨湯亦可稍甦進以星香湯和木香調氣散然後察其虛實虛者八味順氣散實者四七湯或順氣導痰湯痰盛加竹瀝生姜自然汁各一蛤殼若兼有痰宜當隨證調理但口開脉絕不可治也

[illegible]本何以故也

具于聲盛加以行難生喜曰然十合一合發[illegible]從宜當通

同[illegible]於[illegible]起者大[illegible]聲曲[illegible]

腔合香色蓋調聲[illegible]六聲曲之可[illegible]變通以呈[illegible]本十音

後者有謂未奏[illegible]宮主本[illegible]聲[illegible]可[illegible]中[illegible]樂調且[illegible]同

平[illegible]中[illegible]中[illegible]

中宮者[illegible]

中宮

暴死

暴死者卒然而倒不省人事者也如口噤吐沫身體溫煖脉来虛大者中風暴死也風燥則筋急故令人口禁吐沫風盛氣湧使然乃風来潮涌之象風為陽邪故令身體温煖斯時也主宰散之劑以驅風則懨懨之氣必絶非其治也故用六君子加天麻如腹痛額頭黎黑手足收引脉来沉遲無氣以息者中寒暴死也附子理中湯進藥後更以着艾灸其関元此為外交治之法是証也有死一日夜而治之復甦者幸勿因危而忽之有人本陰虛則陽獨治復遇暑途則陽易亢加之飢渴勞倦則陰易虧所以暴仆昏絶者陰虛而孤陽欲脱暑邪乘虛而犯神明之

府也宜生脉散加香薷如卒仆有痰聲者名曰痰厥此虛陽載痰上逆之名頑痰塞其清陽呼吸之道也痰既塞之氣欲通之故令喉中有聲經曰壯行則愈怯者着而成病宜四君子加竹瀝薑汁如行立之間暴眩仆絕喉無痰聲身無邪熱者陰虛陽暴絕也陰陽之在人身互為其根而不可離者也若陰道虧之則孤陽無所依附亦自飛越故令人暴眩仆絕過不在痰病不因感所以無痰聲無体熱也斯時也有形之陰血不能急生無形之呼吸所宜急固宜獨參湯主之取其固元益氣陰生于陽之義也如暴怒暴死者名曰氣厥蓋怒則氣上氣上則上焦氣實不行下焦氣逆而不吸氣上者宜降之故用五磨湯如感臭

穢瘴毒暴絶者名曰中恶不治即死宜醋炭熏鼻俟甦以藿香正氣散主之或玉樞丹凡遇屍喪或翫古廟入無人所居之室及造天地鬼神壇場歸来暴絶面赤無語者名曰尸疰亦曰鬼疰即中祟之謂也進藥便死宜移患人東首使主人北面焚香禮拜更行醋炭熏鼻則可復甦否則七竅迸血而死或因大吐大瀉之後四肢逆冷元氣不接人事不省或傷寒新瘥與婦人交小腹急痛外腎搐縮面黑氣喘冷汗自出俱名脫陽証須臾不救先以葱白一握縛緊切去兩頭以一頭火上烧熱安于臍中用熨斗盛火熨之使熱氣透入腹中後以薑附湯参附湯又有暮夜或登廁或出郊野或游冷屋或口鼻吸着恶氣忽然眼

中見鬼驀然倒地四肢厥冷兩手握拳口鼻出血須臾不救此証與尸厥同但腹不鳴心胸俱煖爲異切勿移動其屍即令衆人圍繞打鼓焚香或燒樟木沉檀安息之類直俟其醒記人事方可移歸宜服蘇合香丸凡男婦交感而死在男子名曰脫陽在女子名曰脫陰男子雖死陽事猶不委女子雖死陰户猶不閉亦有夢中脫死者其陽必舉陰必泄尸容有喜色為可辨也皆在不救如自縊死自旦至暮心下微温者一日已上可活自暮至旦則陰盛不可活急抱起使繩寬解去切不可割斷放卧急用竹管吹其兩耳一人急牽髮就用脚踏兩肩并摩其胸刺鷄冠血滴入口中男用雌女用雄俟甦即以粥湯與之若魘死

及墻壁竹木所壓溺水金瘡産後惡血冲心俱用半夏末或皂角末吹入鼻中有嚏即氣通可活如中砒毒惟熱羊血灌下即吐出毒氣最爲良法醫説云服餌之家忌食羊血一食雖終歲服藥亦無効矣

鬼疰

鬼疰者病人顏色聲音形証與脉不合于病者是也乃為邪祟所病致疾也顏色不合於病者面生五色而含愧赧也聲音不合于病者語言不倫於理而涉迷微也形不合于病者動搖跳躍而無内熱也證不合於病者為患詭異不合於病情也脉不合於病者乍大乍小乍長乍短也凡此五者不必悉備但有一焉便為鬼疰即邪祟之謂也宜以死人枕煎湯飲之然人鬼異途不相為類鬼亦何樂于附人哉能引之以類則脫然舍人而就鬼矣故死人枕鬼物也用之則鬼邪觸類而出大瀉數行而愈者勢也此之謂病氣衰去歸其所宗得遠年朽者良用畢

置之原處一則使邪疰之氣有所依歸一則勿以療人而傷鬼也大易所謂同氣相求內經所謂裹之以屬是也古又稱尸疰有五飛尸遯尸風尸沉尸疰尸夫飛尸者游走皮膚穿臟腑每發刺痛變作無常遯尸者附骨入肉攻鑿血脈每發不可得近見尸喪聞哀哭便作風尸者淫濯四肢不知痛之所在每發昏沉得風雪便作沉尸者纏骨結臟衝心脇每發絞切遇寒冷便發注尸者舉身沉重精神錯雜常覺昏廢每節氣至輒變大惡以蘇合香丸治之或以忍冬藤一兩長流水煎服即愈如卒鬼擊若中箭忽一點痛不可忍用桃皮一片將裏面濕處貼痛處用艾如花皮大安頭上灸須臾痛徹不疼乃到容舍館驛及久

無人居冷房睡中為鬼所魘但聞吃砲之聲便令人喚叫如不
醒元有燈則存無則不可點灯亦不可近前急喚但痛咬其脚
跟及唾其面用牛黄雄黄硃砂為末燒熏床下

中寒

夫中寒者寒邪直中三陰經也故比傷寒尤甚若不急治即死有卒中天地之寒氣者屬外因有口食寒物而得者屬內因皆由胃氣太虛膚輳踈豁故寒邪直入于中其病即發昏不知人口噤失言四肢僵直攣急腹痛或吐瀉並作脉息沉細但手足温煖則生無脉囊縮則死或身倦不熱有微熱而不渴者是也急當温之遲則不救非若傷寒之邪循經傳裏之緩也非若內傷正氣之不足也此經之寒只在一經能温脾胃病自除耳故千金方立理中湯而治內寒之陰癥効驗如神切不可以外感治之尤不可以內傷並論設若寒中太陰則中脘疼痛宜理中

湯寒中少陰則臍腹痛亦宜本方加吳茱如寒中厥陰則小腹痛宜四逆湯加吳茱仍用炒塩熨臍中并灸氣海関元二三十壯取脉漸漸應手如四肢回陽者乃可治也醫者倘謂脾胃之陰寒參附不敢擅用者不若蒼朴二陳湯加白木香附炒黑乾姜痛甚加吳茱煎服則吐利皆止痛亦自除尤為穩當家常秘之切勿妄用吐下

癇

吳鶴皋

癇病者因飲食停積為痰火上迷心竅神不守舍舍空痰作發則仆地悶亂無知嚼舌吐沫背反張目上視手足搐搦或作六畜聲食頃乃甦皆風痰之故也風陽氣也内經曰陽之氣以天地之疾風名之故其發也暴然所以令人仆地者厥氣併於上上實下虛清濁倒置故令人仆悶亂無知者濁邪干乎天君而神明壅閉也舌者心之苗而脾之經絡連于舌本陽明之經絡入上下齒縫中故風邪入于心脾則舌自挺風邪入于陽明則口自噤一挺一噤所以令人嚼舌吐沫者風熱盛於内也此風來潮湧之象背反張目上視者風在太陽經也足太陽經起于

睛明夾脊而下風邪干之則實而勁急故目上視而背反張也
手足搐搦者風屬肝木肝木主筋風熱盛于肝則一身之筋牵
掣故令手足搐搦也搐者四肢屈曲之名搦者十指開握之義
或作六畜聲者風痰鼓其氣竅而聲自變也譬之弄笛焉六孔
閉塞不通而宮商別異是也大抵病先身熱脉浮在表者陽癇
屬六腑易治病先身冷脉沉在裏者陰癇屬五臟難治如一月
數發者易治期年一發者難治雖有五癇以其病狀偶類之耳
其實痰涎之不利驚氣壅塞而已法宜二陳湯加瓜蔞胆星探吐
吐後以硃砂安神丸降南方之火當歸龍薈丸以平東方之木
若風痰用星香散加全蝎三枚驚痰用紫石散抱龍丸氣痰順

氣導痰湯加菖蒲神辰砂食痰醒脾散火痰抑火潤下丸牛黄
清心丸如神脫目瞪如痴者不治

癎治例

凡痰多當吐者用瓜蒂散稀涎散吐後用安神丸及平肝藥如
青黛柴胡川芎之類

凡虛而不勝吐下者星香散加人參菖蒲茯神麦門冬各一錢
全蝎三箇入竹瀝下酥角丸楊氏五癎丸犀角丸龍腦安神丸
參硃丸琥珀壽星丸或天南星丸蒸丸晒為姜汁打糊丸如桐
子大每服二十丸煎人參麦冬茯神菖蒲湯入竹瀝下

凡病愈後痰熱藥中加養血安神之藥宜四物酸棗仁遠志麦

問答安神丸至寶丹服餌不輙仍加謹節疾不再作矣

凡脉洪長伏為風癇浮為陽癇遲為陰癇沉小急實虛弦急者死

脉經曰太陽病發其脉沉而細者為痙〻脉來築〻然而弦直上下行痙家其脉伏堅直上

痓症

痓之為候頭搖口噤身反張項強急手足攣大率與癎相似比癎為甚因風濕二氣襲于太陽之經亦有輕重之分其風氣勝者發熱惡寒無汗名曰剛痓其濕氣勝者微熱汗出不惡寒名曰柔痓外有諸虛之候表虛不任風寒亦能成痓或產後或金瘡或跌撲損傷癰疽潰爛之後一切去血過多之症皆能成此疾也是乃虛為本而風為標耳或有絕無風邪而患筋脉攣急為角弓反張之候者血脫無以養筋也又有老人血氣衰少之人夜遇陰寒而脚腿筋抽痓急者亦風乘血室故也丹溪曰凡遇痓症宜補虛養血少兼降火切不可作風治而用風藥恐反

燥其血室而致不救也故經云治風先治血血實風自滅此理可明矣宜用當歸芍藥以姜製之人參南星以竹瀝製之加秦艽續斷以養其筋獨活牛膝以行其血此治痓之法神驗矣

治例

新產後血虛發痓汗後中風發熱亦然用荊芥穗微炒為末五錢外以大豆黃卷以熱酒沃之濾汁調下其効如神

脉虛而微弱或
浮大而散或隱
而不見
暑傷於氣所以
脉虛弦細芤遲
體狀無餘

暑

暑者乃夏月炎暑也盛熱之氣着人也有冒有傷有中三者有輕重之分虛實之辨潔古云靜而得之謂之中暑動而得之為中暍中暑者陰症中暍者陽症或避暑于深堂大廈涼亭水閣身受寒氣口食寒物因而得之名曰中暑此症與中寒相同或四肢厥逆或拘急體痛或嘔吐脉虛身熱無汗或脉沉遲空脫無加然與暑症治之有異宜大順散辛溫之劑主之如行人或農夫於日中勞苦得之名曰中暍此因天道盛暑感受炎熱之氣其証身發大熱甚則烙手或大渴引飲面赤汗大泄無氣以動或嘔吐惡心脉洪大而数者是也宜以清熱之劑如黃連香

薷飲黃連觧毒湯選而用之傷暑者由其暑熱勞傷元氣之所
致也其症日間發熱頭疼眩運躁亂不寧或身如針刺小便短
赤可與黃連香薷飲清暑益氣湯量其虛實而與之冒暑者元
氣有餘但不辭辛苦暑熱冒于肌表而復傳入于裏以致腹痛
水瀉口渴欲飲悪心煩悶胃與大腸受之治以天水散五苓散
或六和湯有注夏者皆因元氣不足陰虛而然或有偶感邪熱
於内助其虛火令人頭眩脚軟自汗盗汗心煩躁擾食少體倦
身發微熱等症生焉其為病也在于日長暴煖如春末夏初之
際宜以補中益氣湯加黃柏白芍或生脈散又有暑風者夏月
卒倒不省人事者也此因痰在心膈間暑與火内外合而炎爍

鼓激其痰壅塞心之竅道而卒倒也急用稀涎散吐之吐醒後
可與清劑調之如六和湯之類是也

治例

凡暑天時動之人一時昏中於途中切不可便與冷水并卧溫
地須移于陰涼處急以路上熱塵土堆於其臍及丹田作一凹
令人撒尿于其中或以布續續醮熱水淋臍上則自省

凡四肢末厥自不熱而冷不渴者寒證也切不宜用香薷苛沉
冷之劑法當補陽氣為主而佐以解暑故先哲多用薑桂附子
之類此推內經捨時從證之法

已譜已北雅西廂詩故錄之註

詞入兩調詳畫補隨冗為主而猶以譜者故先已多用畫譜詳于

凡四聲互異須自不能而後方得始泰者已切不宜遇譜書借況

合一撒序一字其中收以亦書與熟水淋瓣上明白活

地詞格于儀須審念以格上熟慶去雅行由中斷作與謂一字

凡音天時動之入一時格中行谷中切不可便與令不必活

語例

詞與清齋周二者六日詞入譜書

人畢真漢重書以以前盟時年直團前其樓之什通顯

或濇或細或濡或緩是皆中濕可得而斷

濕

丹溪曰六氣之中濕之為病什常八九有從外感而得之者有從內傷而得之者或居處卑濕或早行霧露或冒雨涉水或汗衣濕履皆濕從外感者也或恣飲酒漿過食生冷皆濕從內傷者也又一說曰飲食入胃無非濕也脾土旺即能運化水谷上歸于肺下輸膀胱無濕氣之可留也惟夫脾弱不能運化水穀亦謂之濕矣且濕氣入皮膚為頑麻入氣血為倦怠入肺為咳嗽喘滿身熱惡寒入脾為濕痰為腫脹為泄瀉為身黃為躰重為跗腫入腎為腰痛為胯痛為骨節痠疼入肝為脇滿為目昏為大筋緛短小筋弛長為偏墜疝氣治濕全在活法加減不可

惟以利水為主如濕氣在于皮膚者宜用麻黄桂枝防己蒼朮之類以鮮其表譬之六合陰晦非雨不晴水濕積于腸胃肚腹者宜用大黄甘遂芫花牽牛檳榔之類譬之水滿溝渠非導不去寒濕在於肌肉筋骨之間拘攣作痛麻痺不仁者宜用乾姜附子丁香肉桂之類以温其經譬之太陽中天則陰濕自乾濕氣在於肌肉皮膚之間微而不甚者宜用蒼白朮厚朴半夏木香桑皮之類以燥其濕譬之些須之濕以灰土浥之則濕自乾濕在於小腸膀胱之間或腫或瀉或小水不通宜用澤瀉猪苓茯苓滑石茵陳木通車前葶藶之類以滲泄之譬之水溢溝澮非疏通其竇則不達濕在於肌表有用防風白芷羌獨活之風

藥以勝湿者譬之清風薦與湿熱自消大法風湿者頭汗運眩身重便難沖和湯寒湿者無汗惡寒體痛大便溏五積散暑薰湿者渴煩面垢四苓合六一散湿熱發黃尿赤而渴茯苓滲湿湯或通聖散脾湿下流腰膝疼痛者羌活續斷湯若初宜發散次當清利久而湿化為熱宜從熱治不可又治湿也

治例

凡因恣食酒麪醴酪等物而湿自內生者當實脾燥湿二陳湯或平胃散加萊菔子神麯

杉紀堂

哉平富敢來歲于神盥

凡圓溪飲酒盡體酒器手拭而盡白內至香畜而罪罪盥二事考

謂例

凡書言則大而盡我高其宜樣與合不可文合盡也

謂來盡回酒取盡下凡酸要用豪素盡者矣方謂舉于若者各宜察者

盡杏盡固而接四教合十二一若盡與發黃承赤齒祭參參道

日重夏澤中本焉來盡喬熱于患寒鑄而又更夏于本王三書於書盡

畢又勝是若書之書風若要盡然固由又赤風是奇頭于運盡

燥

內經曰諸澁枯涸乾勁皴揭皆屬於燥蓋緣火盛則金傷木無制而生風風勝溼而燥病作矣夫燥有內外之分外因者天時晴久黃埃蔽空令人狂惑皮膚乾裂屑起內因者或大病而尅伐太過或汗下而重亡津液或預防養生悞服金石之劑或恣用酒麯熾煿皆能偏助火邪鑠使真陰有損血液耗散在上則口燥咽乾在中則水液衰少煩渴在下則腸胃乾枯津不潤而便難在手足則痿弱無力在脉則細濇而微此皆陰血為火所傷也治法俱宜滋潤榮衛甘寒之劑最忌辛香動火及一切發汗之藥以潤燥生津飲滋燥養榮湯大補地黃丸生津甘露飲

搜風順氣丸選而治之

[illegible]

火

太極動而生陽靜而生陰陽動而變陰靜而合以金木水火土各一其性惟火有二曰君火曰相火以名而言形質相生配于五行故謂之君君火者心火也可以湿伏可以水滅可以直折以位而言生于虚無守位稟命因動而見故謂之相相火者命門火也不可以水湿折之當從其性而伏之此火出於天造不可無者又有五志之火大怒則火起於肝悲哀慟中即火起于肺醉飽過傷則火起於脾房勞過度則火起於腎思慮過多則火起於心此五火出於人為蓋火之性内陰而外陽主動也変化無常一動便傷元氣偏勝移害他經故火病不特五臟十二

經中凡氣有餘何莫而非火也諸風掉眩脇痛目赤肝火動也口舌生瘡痛痒瘡瘍心火動也諸濕腫滿口瘡口臭脾火動也諸氣膹鬱乾咳鼻衄肺火動也遺精夢泄赤白便濁腎火動也目黃口苦坐臥不寧胆火動也癃閉淋瀝赤白帶下小腸火也牙痛齦宣頰腮頤腫胃火動也舌胎喉痺便秘不通大腸火也小腹作痛小便不利膀胱火也頭眩體倦手足身熱三焦火也陽事頻舉精濁不止命門火也湧泉發熱至陰之火也又論治火之法固非一端用藥之要亦非一劑有用其正治之法者有用其反治之法者有用其從治之法者有因其引經而用者有因其制伏而用者治各不同不可不知如黃連瀉心火黃芩瀉

肺火芍藥瀉脾火石羔瀉胃火柴胡瀉肝火知母瀉腎火龍胆草瀉胆火木通瀉小腸火山梔瀉上焦并屈曲之火黄栢瀉下焦膀胱之火大黄瀉中焦大腸之火玄參瀉浮遊之火青黛瀉五臟之欝火連翹瀉十二経之火此皆苦寒之味能瀉有餘之火耳若夫飲食労倦内傷元氣之力自熱為陽虚之病宜補中益氣湯以甘温之劑除之若陰虚陽旺相火熾盛以乗陰位煎熬真陰為血虚之病宜滋陰降火劑甘寒之薬以濟之若心火亢甚欝热内實為陽強之病宜承氣湯涼膈散醎冷之劑以折之若腎水受傷真陰失守無根之火妄發為陰虚之病宜補陰地黄丸壮水之劑以制之若胃虚過食生冷抑遏陽氣於脾土

之中四肢發熱捫之烙手為火欝之病宜升陽散火湯升散之劑以發之若大病後或吐瀉後身熱如火命門脉脱為火衰之病當辛温養其火則熱自退宜薑附理中湯辛熱之劑以温之故火病最宜詳審大要以脉弦数無力為虛火大而有力為實火然實火內外皆熱口渴煩燥日夜潮熱大小便閉虛火潮熱有間作止有時口燥不渴此治火之大法也學者不可一於苦寒之藥而治火致使元本不足而火尤甚苦寒太過而譫妄作虛極之體皆化為燔燎之氣矣何生之有

治例

凡氣從左邉起者肝火也清肝湯加胆草從臍下起者陰火也

正陽湯坎離丸從湧泉穴起入腹者至陰之火也難治滋陰降火湯加敗龜版外用附子末津調塗足心引火下行其有壯實之人病此者則是濕鬱成熱之候不可錯認虛治宜蒼朮黃柏牛膝漢防己之類

凡火盛者不可驟用寒藥補陰則火自降四物加黃柏知母實妙劑也

凡人壯氣實者當以硝黃水飲之此正治也人虛火盛者當以生姜湯與之此反治也

樹[illegible]堂

脉浮而緩或浮而大或陽浮陰弱

傷風

傷風之證或頭疼項強肢節煩痛或眼脹肌熱嚔嘔鼻塞或頭眩聲重咳嗽有痰或自汗惡風心煩潮熱或無汗而惡風者亦有之矣但頭疼身熱而與傷寒相同鼻塞聲重自與傷寒為異耳傷寒惡寒乃一身俱惡雖近温煖不除傷風乃背惡其風見風則噴嚔不已傷風者避風而居温煖之室則熱得發越而自汗多來風可解矣故曰風從汗泄邪從汗解所以傷風之症用參蘇飲葛根湯輕揚以散表二陳湯清痰以止嗽或加桑杏以疎泄其肺氣用前芩以清解其邪热此治之大法也非傷寒大解其表而用十神麻黄之類也切宜記之

治例

凡挾食加山查枳殼神麯麦芽之類或養胃湯加枳實紫蘇

瘟疫

夫瘟疫之病謂春時應暖而反大寒夏時應熱而反大凉秋時應凉而反大熱冬時應寒而反大温此非其時而有其氣是一歲之中長幼之病率皆相似外候壯熱頭疼身痛不惡風寒而渴因冬時受寒伏于肌骨其時天氣收藏不能即發以致氣血怫鬱在内至春夏天氣升浮故始發出病在裏所以不惡寒而單熱乃熱鬱腠理不得外泄也渴者内熱甚而借外水以救之也治當以裏熱為主間有惡寒者乃冒非時暴寒抑遏陽氣不得泄越名曰時行寒疫非若冬時之甚也有由運氣鬱發大則流行天下次則一方次則一鄉次則偏着一家當推運氣治之

有一二人獨病而不連及一家者屬感冒仲景曰疫氣之中人輕重不一無以脉診宜隨時施治以平為期不可過取四時通用敗毒散易老用九味羌活湯謂冬可以治寒夏可以治熱春可以治温秋可以治温是諸路之應兵也用之以治四時瘟疫誠為穩當但于陰陽氣弱之人在所禁爾須以解利為主不可作傷寒正治而大汗大下悞汗則變為嘔噦狂斑而死但專治裏热浔汗即解如汗不出出不至足者死下利腹中痛甚者死脉堅強急者生虛軟者死用藥之法但當從乎中治而用少陽陽明二經藥看所中陰陽經絡脉証而以二方加减和治之如裏症見者大柴胡湯下之或頭面紅腫咽嗌填塞而藥不下咽

者漏蘆湯或殭蚕大黄丸凡覺天行時氣恐其傳染須日飲雄黄酒一巵仍以雄黄豆許綿裹塞鼻男左女右一竅能辟其邪矣

治例

丹溪曰衆人病一般者此天行時疫也與傷寒相似宜分經而療大抵初起時陽脉濡弱陰脉弦緊頭亦不甚疼微渴不惡寒身發熱六脉沉伏至四五日脉漸浮洪咽疼瀉痢雖汗出熱亦不減必待身發疹子重則夾班热退身凉其愈在十四日外初宜人參敗毒散次則芩連消毒飲如發狂不識人大便不通以大柴胡承氣之類下之

如大頭天行病此為濕熱在高巔之上臟腑積熱而發為腫毒疙瘩頭面洪腫咽嗌堵塞不下只宜以羌活及酒炒黄芩并酒蒸大黄隨病加減切不可用降下之藥東垣謂此症乃陽明邪熱太甚挾少陽相火而成故其邪多見于頭或兩耳前後治法不宜速藥速則反過其病正所謂上熱未除中寒復生是也宜用緩藥緩服慢慢少與當視其腫勢在何部分隨經治之頭面洪腫疙瘩咽嗌不利以漏蘆湯主之時毒疙瘩惡證以消毒殭黄丸主之

瘧脉自弦弦遅多寒弦數多熱隨症変遷

瘧疾

内經曰瘧之始發也先起於毫毛伸欠乃作寒慄鼓頷腰脊俱痛寒去則内外皆熱頭疼如破渴欲冷飲曰何氣使然曰此皆得之夏傷於暑熱氣藏于皮膚之内腸胃之外此榮氣之所舍也令人汗孔踈腠理開因得秋之氣汗出遇風及得之以浴水氣舍於皮膚之内與衛氣并居衛氣者晝行于陽夜行於陰此氣得陽而外出得陰而内薄内外相薄是以日作其間日而作者何也曰其氣之舍深内薄于陰陽氣獨發陰邪内着陰與陽爭不得出是以間日而作夫瘧有先寒而後熱者夏傷于大暑其汗大出腠理開發因遇夏氣凄滄之水寒藏于腠理皮膚之

中秋傷于風則病成矣夫寒者陰氣也風者陽氣也先傷于寒而後傷于風故先寒而後熱也病以時作名曰寒瘧有先熱而後寒者先傷于風而後傷于寒故先熱而後寒也亦以時作名曰溫瘧其但熱而不寒者陰氣先絕陽氣獨發則少氣煩冤手足熱而欲嘔名曰癉瘧夫瘧之寒湯火不能溫也及其熱冰水不能寒也此皆有餘不足之類當此之時良工不能止必須自衰乃刺之其故何也經言無刺熇熇之熱無刺渾渾之脉無刺漉漉之汗故其為病逆未可治也經曰方其盛時勿敢必毀因其衰也事必大昌此之謂也然感受之端未有不由于風寒暑溼七情六欝饑飽勞役而成大率躰盛之人一日一發體弱之

人間日一發體虛之人三日一發又有連二日發間一日發者
氣血俱虛三陰血分受病也治斯疾者必要分其虛實辨其表
裏别其新久審其陰陽因人而施治有汗者要無汗扶正為主
無汗要有汗發散為先寒多者人參養胃湯熱多者清脾飲久
虛者補中益氣湯或四獸飲如五六次舉發之後方可行截不
可未經發散而就與截藥此乃閉門逐盜盜自何出致使纏綿
日久變生勞瘧矣

治例

凡六經瘧其症與傷寒同兹不贅
凡瘧初發一二次其邪正熾未可據截正經所謂避其來銳是

也不問寒熱多少宜用清脾飲或草菓飲寒多者宜快脾飲服後寒仍多者養胃湯加桂附各五分獨寒者依此如仍不動者用七棗湯　如作于子午卯酉日此少陰瘧宜二陳加芎歸連栢柴胡之類　如作于辰戌丑未日者乃太陰瘧宜二陳加蒼术柴胡芍藥之類　如作于寅申巳亥日者乃厥陰瘧宜二陳加桂枝附子乾薑之類

大抵瘧有三陽者則宜汗宜吐如麻黄葛根柴胡常山艸菓烏梅　凡瘧在陰分間日一發者須用血藥提起陽分而後治之藥用芎歸芍藥知母紅花酒黄蘗升麻葛根之類漸漸趲早可不截而止

凡三日瘧陰經受病者多必須詳審脈證先以桂枝湯發散次以補中益氣或六君子十全大補湯白朮丸而兼滋陰養血退熱之藥常〻服之以平為期無徒取効于旦夕也

凡瘧值寒熱時切不可便喫飲食多至不化而成瘧痞即瘧母也須待熱退身涼飢甚而後食尤必忌葷為佳

凡似瘧午後寒熱至晚亦微汗而解此陰虛火動之候若悞作瘧治之投以發散刼截之劑必殆

凡勞瘧微〻惡寒惡熱寒中有熱熱中有寒或半月一月有勞則復發經久不瘥芎歸鱉甲散當與治老瘧同法

凡疫瘧一方長幼率皆相似須叅運氣寒熱用藥大槩可用不

換金正氣散五積交加散加減治之
凡瘧痢相併或瘧而又痢俱宜柴苓湯六和湯清脾飲加減虛
者補脾和血三白湯加黃連木香當歸砂仁或補中益氣
凡久瘧宜四獸飲間服山甲湯或首烏青陳卄卄人參飲
凡暑瘧因中暑熱得之其人面垢口渴雖熱退後亦常有汗宜
白虎湯
凡久瘧不止灸第九椎下陷中筋縮穴
足太陽瘧令人腰痛頭重寒從背起先寒後熱熇熇然熱止汗
出難已
足少陽瘧令人身體解㑊寒不甚熱不甚惡見人見人惕惕

然熱多汗甚

足陽明瘧令人先洒淅寒寒久乃熱熱去汗出喜見日月光火氣乃快

足太陰瘧令人不樂好太息不嗜食多寒熱汗出病至則善嘔嘔已乃衰

足少陰瘧令人嘔吐甚熱多寒少欲閉戶而處其病難已

足厥陰瘧令人腰痛小腹滿小便不利如癃非癃也數便意恐懼氣不足腹中悒悒

類方

治瘧母 鱉甲醋炙一兩 阿魏三錢 共末入好酒調匀熱服以醉

為度即以酒洗淨海藻一兩作下酒物此方顧開甫用驗

治瘧母　青皮　蓬朮　半夏　紅花　海粉　桃仁　鱉甲

神麯以上各三錢惟鱉甲加倍醋炒

治三陰瘧　何首烏三錢　檳榔一錢八分　黃芪一錢二分　白朮炒一錢　烏梅肉二個

草菓八分　另人參一錢入荷袋內外咀常山一兩礶內水煎使其氣上蒸于參中去常山只用參其荷袋不可近水懸空為妙同煎藥用陰陽水二鍾向東桃柳枝各七寸煎好露一宿不許婦人雞犬見

治驗

金御鄉乃正獨寒微熱手足厥逆痰如拽鋸不省人事一晝夜

甦半日厥一日如此五六發服小柴胡導痰藥而愈

脉
微小者吉浮洪
者凶滑大者生
弦实者死宜身
温不宜身热又
不宜身冷
濇則無血厥寒
為甚尺微無陰
下痢逆冷無精
不痢脉宜滑大
浮弦急死沉細
無害

痢

經曰無積不痢痢者積滞也又曰暴注下廹皆屬於火六曰溲而便膿血知氣行而血止也河間曰行血則便膿自愈調氣則後重自除後重則宜下腹痛則宜和身重則除湿脉弦則去風膿血稠粘以重藥竭之身冷自汗以熱藥温之風邪外束宜汗之鶩溏下痢宜温之在表者發之在裏者下之在上者湧之在下者竭之身表熱者内疎之小便短澁者分利之元氣下陷者升提之又曰盛者和之去者送之過者止之兵法云避其来鋭擊其惰帰此之謂也殊不知瀉屬脾而痢屬腎丹溪曰先水瀉而後便濃血者此脾傳腎賊邪難愈先膿血而後水瀉者腎傳

脾微邪易愈此皆因脾胃不和飲食過度損於腸胃不化又為
六淫所干而成雖有赤白二色終無寒熱之别白者湿熱傷氣
自大腸来赤者湿熱傷血自小腸來赤白相雜血氣俱傷也下
如荳汁者湿勝也瀉下清血者風勝也如五色之相染者五臟
俱受病也純血帯黑者熱毒入深也設若噤口胃口熱極也須
煎人参石蓮菖蒲湯終日呷之但得下咽便好至於悪心呃忒
下如魚腦如塵腐純血屋漏水色大孔如竹筒者皆死也身涼
脉細者吉身熱脉大者亾大法治宜通利為先不可因其脾胃
之病善用補劑及止澁之藥初得一二日間元氣尚壯六脉洪
實者先宜導氣湯推蕩之如下後不愈者調治未合式也倘痢

日久胃氣已弱不宜下者又不在禁補之例須用真人養臟湯
或固腸丸補澁之如是而治歟疾不瘳者未之有也

治例

產後下痢最為難治在醫家縮手無措者多且如產後當用熱
藥非薑桂不可治痢疾當用凉藥非芩連不可行設或用寒藥
則產後血不行血上搶心呵欠悶必致于死設或用熱藥則
痢疾反重濕熱上攻惡心乾嘔飲食不入亦致于死二者之間
可不畏哉吾常臨症思之以芎歸為主佐以益母金銀花山查
童便丹皮紅花腹痛者加炒芍藥香附

初得一二日間元氣未虛必推蕩之下後看血氣調理氣用參
朮血用四物五日後不可下者此亦大槩言之氣血虛者雖一
二日亦不可下實者十餘日後亦有下之而安者
腹痛以白芍藥甘草爲君惡寒者加桂惡熱者加黃柏
身熱挾外感不惡寒者用小柴胡去人參發熱惡寒身首俱痛
此爲表証宜倉廩湯
發熱不止者屬陰虛用寒涼藥必兼溫藥升藥
大孔痛因熱流於下也木香檳榔芩連加炮干姜仲景曰久病
身冷脉沉小宜溫之暴病身熱脉洪大宜清之
下血者宜涼血活血當歸梔仁黃芩之類或用朴硝有風邪下

陷宜升提之

濕熱下痢小便少澁煩渴能食脉洪大而緩腹痛後重桂苓甘露飲送下保和丸二三十粒

如下墜異常積中紫黑血而痛甚者此為死血証用桃仁泥及活血藥

如力倦氣少惡食此為挾虛証宜用白朮當歸虛者加人參陳皮補之虛回而痢自止

久痢體虛氣弱滑泄不止亦當以澁藥止之訶子肉豆蔻白凡半夏牡砺粟殼之類擇而用之然須以陳皮為佐恐太澁亦能作痛又甚者炙天樞氣海穴

多有時疫作痢發熱舌心黑傳染相似宜推運氣之勝復治之
噤口痢胃口熱甚故也用人參石蓮煎湯終日呷之如吐則再
強飲但得下咽便好外用田螺搗盦臍中以引下其熱胃中熱
結當開以降之人不知此多用溫藥甘味以火濟火以滞益滞
也亦有誤服熱毒之藥犯胃當推明而祛其毒用糞蛆焙干為
末清米飲調下
如痢後脚弱漸細小用蒼朮二兩白芍藥亀版各二兩
下痢經久年餘不止者名休息痢宜万安丸固腸丸
痢後遍身疼痛手足拘攣不能舉動下床此因患痢之後不避
風寒以致筋脉不和膝腫大宜經驗二防飲

下痢積已少但虛坐努力者是血少也以胃風湯去桂加熟地黃主之

一方用蘿蔔汁蜂蜜各半煎服止痢

一句周旋萬古雄軍合并萬難止痛

葉茂公

千[illegible]通[illegible]安不過百歲幾時會真盡[illegible]也以一曾風高者林和萬真也

夏月泄瀉脉應暑湿洪而數溲脉必虛極治暑湿瀉分其小便虛脱固腸囘或不瘥

泄瀉

泄者如水之奔泄行去而有聲隨氣之來也瀉者如水之傾瀉来而流利無聲自行也雖皆屬于湿總由飲食不節脾胃虛弱不能制水湿而成之也若風瀉者悪風自汗脉浮帶血春月蒼防散夏月二香散秋用神术散冬宜不換金正氣寒泄者寒氣在腹攻刺作痛洞下清水腹内雷鳴米飲不化者理中湯加茯苓厚朴或呑大已寒丸附子桂香丸畏食者八味湯熱瀉者糞色赤黄肛門焦痛糞出谷道猶如湯澆煩渴小便不利宜四苓散呑香連丸暑瀉者自熱煩渴脉虛微弱痛一陣而瀉一陣宜香薷飲六和湯湿瀉者由坐卧湿處以致湿氣傷脾土不克水

腹中不痛身重不渴宜除濕湯吞戊己丸佐以胃苓湯脾虛瀉者完谷不化困倦無力遇飲食即瀉參苓白朮散或白朮膏痰瀉者或瀉或止或多或少六君子湯傷食瀉者因飲食過多有傷脾氣遂成泄瀉其人噫氣如敗卵臭宜治中湯加砂仁半錢有積瀉者痛甚欲便便後痛減宜平胃加麯蘗山查艸果因傷於酒每晨起必瀉理中湯加乾葛或吞酒煮香連丸有傷麵而瀉者養胃湯加蘿蔔子痛者更加木香半錢瀉甚者去藿香加炮姜半錢有每日至五更初洞泄服止瀉藥並無効米飲下五味丸或分水下二神丸及椒朴丸或平胃散下茴香丸病久而重其人虛甚法宜椒附湯大法初宜分利陰陽滑脫止澁久陷

升提虛弱補益食積消導當以隨證施用不拘于次序世俗不明乎此初起便用補藥補藥甘溫能生濕熱反能助瀉者有之或始初輙投澁劑澁劑收斂邪氣不散变成中滿者有之或泄瀉已久猶服消食利水之劑耗損元氣以致飲食不納足跗腫眼胞隔而死者有之要知補虛不可純用甘溫太甘則生濕清熱不可太苦太苦則傷脾每兼淡滲助脾為上策治者須知此意

治例

凡滑泄日夜無度不禁脉細小一名脾泄八柱散主之

凡久泄谷道不合或脫肛此元氣下陷大腸不行收令而然宜

用白术芍藥神麴陳皮肉豆蔻訶子皮五棓子烏梅肉為丸以四君子湯加升麻防風煎湯送下其有久瀉腸如雷鳴感冷則愈重其脉兩寸滑者此積水也當大行其水即安

凡交腸之證大小便易位而出是氣不循故道是以清濁混亂用五苓散分利陰陽同調胃等藥治之或單薢分清飲

治久瀉不止方

文蛤一觔分四製鹽水黃土好醋姜汁各炒為末臨用以醋調膏貼臍上

滑數為嘔代者
霍乱微滑者生
澁数玄断偏弦
為飲或沉弦滑
或結或伏痰飲
中節

霍亂

霍亂之證揮霍變乱起於倉卒多因夹食傷寒脾胃稍不運以致陽不升陰不降乖隔而成四時皆有夏秋尤甚偏陽則多熱偏陰則多寒故熱証雖多亦有寒症者熱証雖渴始浮之亦有不渴者寒本不渴若亡津液過多則亦燥而渴此病之来卒然而至危甚風燭其或先心痛而先吐先腹痛而先利心腹俱痛則吐利交作以所傷之物因吐利而盡泄出而止故溫霍乱死者少宜用溫中散寒之劑如不换金正氣之類其或心腹疞痛上不得吐下不得利所傷之物壅閉正氣関格陰陽故乾霍乱死者多先以麻繩刮肩背臂膊有紅起紫瘤或委中出血即用塩

湯探吐吐後以霍香正氣散加減治之如痛脹未愈者燒酒下白虎丸如探吐不能吐者死在須臾切莫與谷食雖初吐時切勿投以米湯恐滯氣不吐不瀉揮霍變乱則難治矣必待吐瀉將有半日胸中不脹蘊蓄已去直至餓時之甚方可與稀粥食之倘吐利之後脾氣受虧再不與粥飲調治則正氣空脫冷汗自来手足厥冷亦難治也大法以塩填臍中艾灸十餘壯或不計壯數雖已死而胸中有煖氣立甦急用木瓜小茴甘草藕葉煎服再研生蒜貼脚心如舌卷囊縮轉筋入腹者不治如熱多而渴者五苓散寒多而不渴者理中湯或夏月中暑霍乱煩渴心腹撮痛四肢冷冷汗出轉筋用二香散或香薷飲

千金云轉筋不住男子以手挽其陰女子以手牽其乳近兩邊

此千金妙法

厥

厥者甚也逆也手足因氣血逆而冷也其證不一有陰厥有陽厥氣厥痰厥血厥飛尸卒厥夏月有煎厥且如陽厥者脉沉而数陰衰陽勝亢則害承迺制火極似水陰陽相勝則血與氣不得相通令人手足逆冷有似陰證但寒不過膝冷亦不久大便秘結面目紅赤是熱深則厥也不可作陰症而用熱藥治之精魂絕而死矣急宜大小承氣湯隨其輕重治之所謂陰厥者身寒逆冷足踡臥脣口青白利不渴小便赤白脉沉而弱治之以四逆理中之輩仍速灸關元百壯又飛尸卒厥即中惡之候也因冒犯不正之氣忽然手足逆冷肌膚粟起頭面青黑精神不

守或錯言妄語牙緊口噤或頭旋暈倒昏不知人此是卒厥客忤飛尸鬼擊吊死問喪入廟登塚多有此病以蘇合香丸灌之候稍甦以藿香正氣調之痰厥者乃寒痰迷悶隧道不行四肢逆冷口嘔涎沫咽中有声或氣促不知人宜導痰湯姜附湯加竹瀝姜汁蚘厥者乃胃寒所生蚘者長蟲也胃中冷即吐長蟲宜理中湯加川椒五粒檳榔半錢吞下烏梅丸蚘聞酸即靜見椒則頭伏故也氣厥者即中氣也因大怒傷氣氣逆不下行卒然僵仆狀類中風但風中自溫氣中自冷風中多痰涎氣中口無涎風中脉浮應人迎氣中脉沉應氣口急以皂角末取嚏次以蘇合香丸淡姜湯化下俟醒再用調氣散或八味順氣散分

心氣飲有夏月勞役犯房以致陽氣煩擾火炎而水涸目盲耳閉內經謂之煎厥言熱氣煎逼損腎與膀胱而成也四君子湯加遠志麥冬陳皮有血厥者因吐血過多下竭上厥先致足冷有如水洗冷過腰膝入腹即死或有狂言妄語皆由陽氣妄行於上陰血無所依附氣血相離不居本位寧有不死之理乎必須用大蒜搗爛畬于湧泉或以熱手頻擦脚心次用八珍湯加炒黑乾姜之類此藥刼劑不可多服但欲其陽復血止日後調理用歸脾湯大抵此證多由元本空虛鬱結所致治厥之證當以降痰益氣溫中健脾未有不愈者也如手冷過肘足冷過膝指甲青黑者俱不治也

痛甲青黑者難不治也

以前疾益膚虛中藏明矛痛一過病也[illegible]

理用義理甚大𢊁[illegible]本空主精[illegible]

此痛善之論此藥[illegible]不可多服[illegible]

月用之[illegible]

治上下血[illegible]不[illegible]

瘀以外[illegible]

加減[illegible]

開胸[illegible]

十寒[illegible]

痿

痿之一症全在濕熱由乎酒色太過氣血空虛反加勞碌筋骨有損由是濕熱乘之熱傷於氣則氣不能舒暢其筋故大筋緛短而為拘攣濕傷其血則血不養筋而筋不束骨故小筋弛長而為痿躄蓋心氣熱則為脉痿經縱而不任地肝氣熱為筋痿故筋急而攣脾氣熱為肉痿則胃乾而渴肌肉不仁腎氣熱為骨痿則腰膝不舉骨枯而髓減內經謂諸痿起於肺熱又謂治痿獨取陽明一經何也陽明者胃與大腸之經也瀉腑則臟自清和脾則肺自安故肺金體燥居上而主氣畏火者也脾土性濕居中而主四肢畏木者也苟失所養則肺受火尅木寡于畏

而侮土則脾亦爲之傷矣所以肺熱則不能管攝一身脾傷則
四肢不能爲用而諸痿作矣宜瀉南方使肺金清而木方不实
何脾傷之有補北方水使心火降而西方不虛何肺熱之有故
陽明实則宗筋潤能束骨而利機関矣湿熱清則氣血和能行
經絡而通暢百脉矣治以四物加牛膝枸杞塩炒知柏黄芩之
類或清燥湯虎潜丸而飲食淡薄之味使痿無不愈矣學
者斷不可作風治而用風藥戒之

風寒濕氣合而
為痺浮濇而緊
三脉乃備

痺

痺者風寒濕三氣合而為痺故寒氣勝者為痛痺濕氣勝者為着痺風氣勝者為麻痺痺多留着不去四肢麻木拘急是也夫痺之為病中筋者腰項不能俛仰手足不能屈伸動徹不能轉移皆由氣血虛弱榮衛不能和通致令風寒濕三氣乘于腠理之間殆見風乘則氣縱而不收所以為麻痺寒乘則血凝而不行所以為痛痺濕乘則血濡而不和所以為着痺三氣併乘使血滞氣而不通所以為周痺久風入中肌肉不仁所以為頑痺也大槩風濕多侵乎上肩背麻木手腕硬痛寒濕多侵乎下脚腿木重若上下俱痛身如板夾脚如石墜須分風濕多少在上

在下治之風用防風湯稀薟丸寒用五積散加天麻附子濕用通經除濕湯當歸拈痛湯冷痺身寒不熱者附子理中湯初起強硬作痛者治當祛風豁痰沉重者流氣行濕須知此証不可驟用參芪歸地使血氣滯而邪鬱經絡不散又有不痛不痒而麻木者此屬氣虛濕痰死血之為病也丹溪曰手麻是氣虛木是濕痰死血然則曰麻曰木者以不仁中分為二也夫所謂不仁者或周身或四肢唧唧然麻木不知痛痒如繩扎縛初觧之狀雖然亦有氣血俱虛但麻而不木者亦有虛而感濕麻木兼作者又有痰涎不利肌肉不仁而為遍身麻木者治宜補中益氣加木香香附青皮川芎桂枝十指麻木併面目皆麻者前方

加羗活防秦膝手足俱麻八珍加二陳風秦烏藥婦人手足麻
痺或有一處紫黑色者宜二陳合破血治之

單後百一季猪黑色春宜二棟合猪豆吃夕

預先治防季猪牛只但淋八吃口二棟厘季馬樂猪八十足淋

樹德堂

痛風

痛風者遍身骨節疼痛難以轉移不能動徹肢節或紅或腫晝夜靜劇如虎嚙之狀故名曰白虎歷節風大率因血虛受熱加之以涉水受湿濕熱相凝所以作痛夜痛甚者行于陰分也治以養血祛風之劑如形瘦血虛有火者四物加芩栢桑寄生之類形肥勇者多因風湿生痰痰流經絡宜二陳湯加胆星蒼栢羌芷之類挾血瘀者加桃仁紅花若上體痛臂重難舉者必須通經除湿倍加星芩桂枝灵仙下體兩腿紅腫不能移動前方中倍加養血蒼栢牛膝防已之類服前藥不効者趕痛湯經驗九藤酒 在正傳

治例

凡因久痢后兩脚瘦痛或膝腫如鼓槌者此亡陰也宜以芎歸地黄補血治之自愈挾氣虛者加參芪挾風濕者加羌活防風白朮切不可純作風治反燥其血終不能愈

薄桂味淡者能横行手臂領南星蒼朮等藥至痛處

威靈仙治上體痛風人虛弱者勿用

漢防己治下體痛風胃弱忌之

衍義云治痛風并癱瘓有餘症酒拌蚕屎甑中蒸热鋪油单席上就患處蒸之仍覆衣被虛人忌用

脚氣

脚氣之症無越於濕其因有內傷飲食濕熱下流肝腎加之房勞而成者有外感風寒濕氣加以當風取涼汗出洗足醉後入房而成者外感止于下脛腫痛內傷或至手足遍身總皆濕熱之氣併作也故曰傷于濕者下先受之脾主四肢足居于下而多受其濕濕欝成熱濕熱相搏其病作矣是以先從氣沖穴隱核痛起及兩足脛紅腫或惡寒發熱筋攣掣痛狀若傷寒古名為緩風千金云頑弱名緩風錄宋元以來呼為脚氣或一旬或半月復作如故漸漸而至于足筋腫大如瓶瓠者多有之矣東南卑濕之地比比皆是西北高燥之方鮮或有之原其所由因

雖不同其為湿熱之患則一若筋脉踡縮攣痛枯細不腫謂之
乾脚氣宜潤血清燥當歸拈痛湯之類如筋脉弛長而軟或浮
腫或生臁瘡謂之湿脚氣宜利濕踈風如二妙散獨活寄生湯
之類盖湿勝則腫寒勝則痛虚則痿軟無力宜虎潛丸除濕湯
之類隨証治之凡入心則恍惚吐食不入左寸脉乍大乍小者
死入腎則腰脚重腫小便秘呻吟氣喘右尺脉絶者死

治例

凡寒中三陽經者患處必冷暑中三陰經者患處必熱切不可
用補藥補實其氣多致不救

凡喘急者入腹也宜蘓子降氣湯

凡畏食者生料平胃散外癧起加柴胡内癧起加青皮吴萸川
芎
凡脚漏脚跟注一孔其疼異常用人中白火上煆有油滴入瘡

孔陳滿灣[illegible]主一尺其形聚帶周入中白穴上頭有油滿人[illegible]

考

孔明宮合其半[illegible]日[illegible]日滿[illegible]其來[illegible]已滿[illegible]其青方[illegible]川

顛癎之脉浮洪大長滑大堅疾痰蓄心狂

癲狂

癲屬陰狂屬陽癲多喜而狂多怒脉虛者可治實則死大率為病之因或求望高遠不遂者有之或因氣鬱生痰而痰迷心竅者有之或有氣鬱生熱熱極生風者有之殊不知狂為痰火實热盛也顛為心虛血不足也癲者行動如常人事畧知語言如有所見經年不愈心經有損是為真病如心經蓄热當清心除熱如痰迷心竅當下痰寧志若癲哭呻吟為邪所憑非狂也燒蚕故紙灰酒調下二錢狂者發作無時披頭大叫不避水火欲殺人踰墻上屋棄衣奔走罵詈叫喊妄見妄聞宜控涎丹大吐下則除或不知人事而行動失常者謂之痴語言不出而坐立

默想者謂之痳不知飢飽而語言錯亂者謂之瘋寤寐呢喃而自言心事者謂之鄭聲開目偶見鬼神而心神不定者謂之狐惑有卒狂言鬼語針大拇指甲下即止大拓初宜蘇合香丸散理痰氣次用牛黄清心丸安養心神若用煎劑則以二陳湯加芩連胆星枳实爪蔞

治例

凡產後惡露上冲而語言錯亂神志顛倒者此敗血冲心也當行惡血扶正氣則自安矣其有熱入血室者先灌以童便後隨症調理

凡邪祟者謂衝斥邪惡鬼祟而病也一名客忤一名中悪其証

即如顛狂狀未有不由氣血先虧而致者故發則四肢厥冷身
躰僵仆錯言妄昏不知人當以穌合香丸灌之

控涎丹方

甘遂志 大戟 白芥子 等分 麵 麵糊為丸臨卧以 湯送
下卅丸以下利去痰

[illegible]

脉浮無力太陽
經脉長有力陽
明經脉浮而弦
小者少陰也

破傷風

破傷風症有因擊破皮肉往〻視為尋常卒遇風邪乘虛容而襲之漸而変為悪候者有瘡口未合失於將養而為風邪所乘者有瘡結白痂之時瘡口閉密拂熱於内不得宣泄以致熱極生風者有瘡口不收合或用湯淋洗或用艾焚灸以致湯火之毒濕熱之氣乘虛内攻此数者皆屬破傷風候方書同傷寒治但傷寒氣血未耗内未大虛邪入少緩此症氣血已經外亡内已空虛邪入甚速是以此証有角弓反張目邪口噤發熱悪寒若不早治多致不救治之〻法不外乎傷寒汗下和解三法而已然亦不可孟浪當審其初亡血多少而療虛不實〻虛〻如

邪拂鬱在表者羌活冲和湯徹汗之服去汗出不止者防風白术湯傳播經絡未曾入深者蟬蛻畧炒研細一錢酒調服外以杏仁白麵等分和新汲水敷之如邪深入於裏而大便秘結者急以大芎黃湯下之倘亡血過多又不可專執下藥以致陰血愈虧宜養血當歸地黃之類仍用按摩引導之法勿令口噤大拈然痉頭面青黑汗出如油痛不在瘡處者傷經絡也焉能治乎

治例

如因不謹揖養以致風邪入襲乃外因屬太陽法當汗之

如因瘡口不合因湯淋火灸此不內外因屬少陽法當和解

如因瘡結白痂拂熱内欝熱極生風屬内因陽明法當下之

如入於三陰此症極危百無一活不可治矣

汝入十壽經市度舊回無合不可諧共

女回稱[illegible]當[illegible]材[illegible][illegible][illegible][illegible]年風[illegible]回回[illegible]回[illegible]當十八

脉浮緩者易治洪大而数者難愈

癘風

癘風者大風也古名曰癩乃受天地間殺厲之氣也人或感之容於脉則氣亂血濁使營氣與衛氣相干不得施化氣既不施血為之聚血聚則肉爛生虫食肝則眉落虫脾則鼻崩食肺則聲啞食心則足底穿膝虛腫食腎則耳鳴啾啾耳弦生瘡或痒或痛如針刺狀食身則皮痒如虫行治療之法當分在上在下夫在上者以醉仙散取臭涎悪血於齒縫中出在下者以通天再造飲取悪血陳虫於穀道中出所出雖有上下道路之殊皆不外乎陽明一經蓋陽明經胃與大腸也無物不受無物不包故其熱毒積于中而形于外耳氣受之則在上多血受之則在

下多氣血俱受上下俱多甚重自非醫者神手病者鉄心罕有免於死者按法治之必先取陽明而後及於太陰亦本而標之之義也尤當絶厚味忌酒色不再復發〻則無救矣知命者可不戒乎

内傷

内傷者其源皆由喜怒過度飲食失節寒温不調勞役所傷而然元氣者乃生發諸陽上升之氣飲食入胃有傷則中氣不足中氣不足則六腑陽皆絶於外是六腑之元氣病也氣傷臟乃病臟病形乃應是五臟六腑真氣皆不足也惟陰火獨旺上乘陽分故榮衛失守俱病生焉在治者當分别而推之如飲食所傷之證脾胃之所傷也則中氣脹悶飲食不思四肢怠惰口多麄氣其脉右關緊盛治用二陳湯加消導之劑勞力所傷之症氣血之所傷也必氣高而喘身熱而煩及短氣氣虚氣鼻息不調怠惰嗜卧四節酸痛無氣以動亦無氣以言此為内傷元氣也

宜補中益氣湯有房勞所傷之証精血之所傷也傷精則脉數
傷血則脉虛其症精神困倦飲食無味頭運腰痠小腹急疾治
宜滋陰養血添精補髓之劑如四物湯加生麦散牛膝枸杞之
類又有醉飽行房脾腎之所傷也傷脾則中脘作痛傷腎則小
腹急脹小便不利亦宜補中益氣加查朴之類有房勞之後繼
以勞力或勞力之後繼以房勞是則傷精傷氣之症也傷精則
精神不守傷氣則四肢不收治宜十全大補湯加酸棗五味子
有醉飽而勞力者亦傷脾氣之証也宜健脾為主如此明辨則
內傷之證無惑今之學者但以補中益氣混同施治此殺人不
用刀耳殊不知補中益氣在勞力而元氣下陷者可也若使精

血不足之症有用升提之劑則下元愈提而愈虧矣豈為良法
而善用者乎

氣口緊盛為傷于食〻不消化浮滑而疾

飲食傷

内經曰飲食自倍腸胃乃傷盖傷之則運化者遲消導者難故食積而留飲為此乃混言之也當分之為二飲者酒也無形之氣也大熱有毒氣味俱陽人若痛飲則射於肺而為欬逆于脾而為滿蓄於胃而為泄流於腸而為積溢于脉而為腫乃過飲之所傷也止當發散汗出則愈矣其次莫如利小便使上下分消其濕今之病酒者往往服酒癥丸大熱之藥下之是無形元氣受病反下有形陰血乖誤甚矣如此則胃氣重傷陰血愈虛眞水愈竭陽毒大旺反增其陰火消爍元氣折人長命故經曰大毒治病十去其六常毒治病十去其七小毒治病十去其八

無毒治病十去其九食者物也有形之血也傷食必惡食氣口脉必緊盛胸膈痞塞噫氣如敗卵臭或以欲吐不吐或惡心嘔逆或胃口遇食作痛或手按肚腹作痛此皆停食之候也亦有頭痛發熱但身不痛為異耳宜以消導之劑與之如停食而又感寒者則人迎氣口之脉俱大外症頭痛身熱拘急惡寒或前症兼見借名夾食傷寒不可先攻其食且將發散寒邪次宜消導猶當究其所傷之物分其寒熱輕重施治如食在上膈未入於胃者只用瓜蒂散以吐之輕則藿香正氣散或人參養胃以調之重則柴胡承氣之類以下之寒則半夏干姜以溫之热則黄連只實以消之積則三稜蓬朮以破之有虛弱之人多食不

能運化者帷可畧於消導和中建脾為要

班疹

内經曰少陰所致為瘍疹夫少陰所致者乃君火有餘熱令大行言戊子戊午之歲也在人則心主之心火太過則制其勝而焼爍肺金肺主皮毛故紅色如錦見于皮膚間實心火侮而乘之之色也其為候各異疹者小紅靨有頭粒隨出隨收收而復出或在皮膚中而不出者名曰陰疹屬少陰君火火熱燻蒸肺金所致也班者癮發焮腫於外有色點而無頭粒屬少陽三焦相火外因者初起頭疼身發大熱口中知味或當汗不汗當下不下或汗下未解誤投熱藥皆能致此一曰溫毒即冬時觸寒至春而發汗下不解邪氣不散故發班一曰熱病即冬時溫暖

感乖厲氣遇春暄熱而發也慎不可發汗若汗之重令開泄更
增斑爛也又不宜早下下之則斑毒内陷而死然斑之方萌與
蚊迹相類發斑多見胸腹蚊跡只見於手足陽脉洪大病人昏
憒先紅後赤者斑也脉不洪大病人自靜先紅後黄者蚊迹也
其或大便自利或短氣燥糞不通黑斑如菓实膚者盧医不能
施其巧矣凡汗下不觧足冷耳聾煩悶咳嘔便是發斑之候此
症俱有表有裏表症多者人參敗毒散升麻葛根湯裏症多而
脉洪大不知人者三黄石羔湯半表半裏者通聖散切不可用
大下若譫語脉勢空虚人事不清痰喘氣急自汗者切不可治
其斑紫黑或臭爛者亦不治内傷發斑輕則蚊迹痰子多在手

是初起無頭疼身熱乃胃虛火遊行於外宜調中益氣黃芪建中湯其火自下班自退可謂治本而不治標矣大抵班宜瀉火疹宜涼表癢者祛風痛者清熱自吐自瀉者吉先從四肢起而後入腹者死凡班既出須得脉洪數有力身温足煖者易治若沉小之脉足冷元氣弱者多難治可用三白湯倍加人參如胃弱人虛者班疹未透者升君湯加紫艸茸

古人云痳疹之症可汗不可下可表不可補宜用開竅腠理湯

古人云痢疾之症可汗不可下可表不可補宜用開關散[illegible]
痢入[illegible]者[illegible]行未盡通者[illegible]加[illegible]
況小兒之痢為治不已氣痛者[illegible]難治何用三白散治之[illegible]加入參[illegible]
痢入[illegible]者死凡痢註痢出濕熱[illegible]積有方宜溫[illegible]
痢宜辛熱者赤痢風寒者[illegible]日[illegible]宜通者[illegible]
中毒[illegible]入日下註食退可論[illegible]
[illegible]

悪寒　附面寒

夫悪寒之症不一而属於表者居多然亦有陰陽虚実之異不可不審也然陽虚悪寒者腠理疎泄惟悪些小賊風必多自汗所謂悪寒非寒者是也又背悪寒者皆陽虚也脈必遅弱四君子倍黄芪桂附有火盛反兼水化制之而戦慄者脈必沉数四物加黄芪栢連有陰氣上溢於陽分而晝悪寒者有陰血自旺於陰分而夜悪寒者有衛氣虚衰不能実表温肉分而悪寒者有上焦之邪隔絶榮衛不能升発出表而悪寒者有酒熱内欝不得泄越而悪寒者有陽明経表氣不足則身以前皆寒而頭面寒者古有用参芪及熟附之類温之有干姜理中以熱之升

陽益胃之類以升之如此憑脉施治則陰陽虛實之不差而用藥自中窾會矣倘果有外感惡寒者則有表症脉浮頭痛發熱者宜䟽風而表散之有表虛不能固腠理者宜桂枝湯温裏之若執寒徒以熱治之之說而純用温熱之劑必致殺人其於內經所云發熱惡寒發于陽無熱惡寒發于陰此二句陰陽虛實之判然明矣

發熱外感內傷不同論

世間發熱證類傷寒者數種治各不同外感內傷乃大關鍵也東垣曰外感發熱人迎脉大於氣口有表症寒熱齊作而無間其熱也翕翕發熱發于皮毛之上如羽毛之拂明其熱在外顯在鼻故鼻塞聲重發言壯厲先輕而後重筋骨疼痛不能轉側手背熱手心不熱是外感之症狀也汗下之而已內傷發熱氣口脉大於人迎寒熱間作而不齊其手熱也蒸蒸燥熱發於肌肉之間捫之烙手明其熱在裏顯在口故口不知味出言懶怯且先重而後輕心下痞悶如刀劃之痛手心熱手背不熱是內傷之形證也消補之而已有內傷與外感兼病者必審其脉証

而施治之若內證多者則是內傷重而外感輕宜以補養為先若是外証多者則是外感重而內傷輕宜以發散為急此又東垣未發之意也大抵勞役發熱者脉虛而無力四肢怠惰不惡寒自汗出是陽氣之不足也當補其氣以升陷之陰虛發熱者脉数而無力舌乾口燥盜汗出作下午夜分是陰火之有餘也當滋其陰以下降之骨蒸潮热者遇夜則發平旦不覺地骨皮飲子或烏鷄丸欝热者手足心热肌膚不热〻不能伸越也升陽散火湯實热者口乾煩渴大小便閉虛热者口燥煩渴大小便不閉實宜清心觧毒虛宜降火滋陰又當分在氣在血而用藥夫晝則發热夜則安靜是陽氣自旺於陽分也昼則安靜夜

則發熱煩躁是陽氣下陷入陰中也名曰熱入血室晝則發熱
煩躁夜亦發熱煩躁是重陽無陰也當亟瀉其陽峻補其陰若
五臟有邪身熱各異以手捫摸亦有三法輕手捫之則熱重按
之則不熱是熱在皮毛血脉也宜清之地骨皮麦門冬竹茹之
類重按筋骨之分則熱蒸手極甚輕摸之則不熱是熱在筋骨
間也宜發之火鬱湯之類輕手捫之不熱重手加力按之亦不
熱不輕不重按之而熱是熱在筋骨之上皮毛血脉之下乃熱
在肌肉也宜解之升陽散火湯之類肺熱者輕手乃得微按全
無日西熱甚乃皮毛之熱也其症必見喘咳寒熱輕者瀉白散
重者涼膈散地骨皮散心熱者微按至皮膚之下肌肉之上輕

手乃得微按至皮膚之下則熱少加力按之則全不熱是熱在血脉也日中熱甚其症煩心心痛掌中熱而噦以黄連瀉心湯導赤散硃砂安神丸脾熱者輕手捫之不熱重按至筋骨又不熱不輕不重在輕手重手之間此熱在肌肉遇夜尤甚其証必怠惰嗜臥四肢不收無氣以動瀉黄散調胃承氣湯治实熱用之人參黄芪散補中益氣湯治中虚有熱者用之肝熱者重按之肌肉之下至骨之上乃肝之熱寅卯間尤甚其脉弦其症四肢滿悶便難轉筋多怒多驚四肢困熱筋痿不能起於床瀉青丸柴胡飲子腎熱者輕手重手俱不熱極重按之至骨其熱蒸手如火如炙其人骨酥酥如虫蝕其骨困熱不任亦不能起於

床滋腎丸主之按此手太陰少陰足太陽厥陰本病為皮毛肌肉骨分熱也然面熱者手陽明病陽明經氣盛有餘則身以前皆熱此多氣多血之經本實則風熱上行故面熱也升麻黃連湯凡此數症如是明辨則庶無差悞以害人矣今人但見發熱之症一皆認作傷寒外感卒用汗藥以發其表汗後不解又用表藥以涼其肌設是虛證豈不死哉間有頗知發熱屬虛而用補藥則又不知氣血之分或氣病而補血或血病而補氣誤人多矣故外感之與內傷寒病之與熱病氣虛之與血虛如冰炭相反治之差則輕病反重重病必死矣可不畏哉

又若之義明轉病交重之病成求矣可不畏哉
又案若外感之與內傷寒病之與熱病氣虛之與血實如冰炭
補殊偏又不知氣血之分又氣病而補血又血病而補氣誤人
者喜以寒直攻是虛實不死者閉藥關氣誤其藥而用
一心從作傳寒虛用許藥以攻其表汗法不辨之用
尚見藥病如是因辨明寒熱虛實以害人矣今人但見熱
熱投之寒涼之劑本寒痼痰上行者酒津必作毒
因分藥已知面熱者手陽明病陽明經氣盛有餘明以甫
內清而大生之法十大陽少陽明太陽病不救本病在表宜

沉寒痼冷

沉寒痼冷者因人身之真陽耗散脾胃虛弱加以食啖生冷嗜慾過度以致臟腑停寒不散謂沉寒積冷不解謂之痼冷宜大補氣血温煖脾胃有男子遺精婦人崩帶與夫腦寒胃寒四肢遍身常冷心腹絞痛者沉寒之所成也經曰寒之而熱者取之陰熱之而寒者取之陽若夫積熱始而涼和次而寒取寒取不愈則因熱而從之從之不愈則技窮矣由是苦寒頻歲而莫停若夫沉寒始而温和次而熱取熱取不愈則因寒而從之從之不愈則技窮矣由是辛熱比年而莫止殊不知以寒治熱而熱不衰者由真火之不足也不知水火不足泛以寒熱藥治非臟

腑習熟藥反見化於其病而有者弗去無者復生矣故取之陰所以益腎水不足而制心火之有餘也取之陽所以益火之不足而勝心火之有餘也火之原者陽氣之根水之主者陰氣之根非謂火為心而原為肝水為腎而主為肺也此太僕達至理之妙也又積熱用苦寒藥必姜汁酒製沉寒用熱藥加附子用童便製盖寒因熱用熱因寒用恐相逆反故也

治例

脾胃

胃中元氣盛則能食而不傷過時而不饑脾胃俱旺則能食而肥脾胃俱虛則不能食而瘦或少食而肥雖肥而四肢不舉蓋脾实而邪氣盛也又有善食而瘦者胃伏火邪於氣分則能食脾虛則肌肉消即食㑊也叔和云多食亦飢虛此之謂也夫飲食不節則胃病胃病則氣短精神少而生大熱有時而顯火上行獨燎其面面熱者是陽明病胃既病即脾無所禀受故亦從而病焉脾病即怠惰嗜卧四肢不收大便泄瀉飲食不納口中無味心腹痞滿兀兀欲吐而惡食胃病則腹中作脹大小便不利或為嘔吐飲食不化或為飱泄完穀後出故脾胃虛弱陽氣

不能生長是春夏之令不行五臟之氣不生脾病則下流乘腎土尅水則骨乏無力是為骨蝕令人骨髓空虛足不能履地是以古之至人窮陰陽之化究生死之源悉言人以胃氣為本蓋人受水穀之氣所謂清氣榮氣衛氣春升之氣皆胃氣之別稱也夫胃為水谷之海飲食入胃遊溢精氣上輸於脾脾氣散精上歸於肺通調水道下輸膀胱水精四布五經並行合於四時五臟陰陽揆度以為常也若飲食失節寒溫不適則脾胃乃傷喜怒憂恐耗損元氣矣既脾胃氣衰元氣不足而心火獨盛心火者陰火也起于下焦其系係於心心不主令相火代之相火下焦絕絡之火元氣之賊也火與元氣不兩立一勝一負脾胃

氣虛則下流於腎陰火得以乘其土位故脾證始得則氣高而
喘身熱而煩其脉洪大而頭痛或渴不止其皮膚不任風寒而
生大熱此皆脾胃之氣不足所致也然而与外感風寒所得之
症頗同而实異内傷脾胃乃傷其氣外感風寒乃傷其形傷其
外為有餘有餘者瀉之傷其内為不足不足者補之内傷不足
之病苟悮作外感有餘之症瀉之則虛其虛也实〻虛〻如此
死者醫殺之耳然則奈何惟當以辛甘温之劑補其中升其陽
甘寒以瀉其火則愈矣經曰勞者温之損者補之又曰温能除
大熱大忌苦寒之藥損其脾胃不若以補中益氣湯惡寒冷痛
者加桂惡熱腹痛者加白芍黄芩頭痛加蔓荊子痛甚者加川

芎頂巔痛加藁本若頭痛加細辛如病去勿再服以諸風之藥
損人元氣而益其病故也

治例

如胸中氣壅滯加青皮氣促氣少者去之

如身有痛者濕若身重者亦濕加四苓散

如大便秘澁加當歸梢如不行者煎成正藥先用一口調玄明
粉淂行即止

如久痰嗽者去人參初病者去之

如病能食而心下痞加黃連不能食而心下痞加枳实

如風濕相搏一身盡痛加羌活防風藁本

格食格氣

格食者謂食不能下格氣者謂氣不能通皆由中氣閉塞痰涎
壅滯聚而不散如噎膈之狀也得病之因有怒氣不得發越飲
食不得舒暢朝暮鬱悶以睡為安延綿日久房事淘情不期其
下隔而不復和氣閉格而閉塞見食欲食々不能下是謂之格
食又或食下即吐其吐痰涎畏食是謂之格氣格食者脾病也
格氣者肺病也然脾肺俱病則運用皆難所以格食格氣之症
未有可治者矣治者當先豁其痰涎開其鬱結如二陳湯加厚
朴山查香附為主初發加沉香木香久病加炒連人參脾虛不
足加白朮肺虛不足加麥門冬使氣清則痰行氣開則格散戒

食肥厚之味動氣之物恐生痰也日用鼓樂之音歌笑之樂以開脾也或者以酒為歡遠色以處離鄉別井遷之於他方矣戢忘家置之于度外此症雖来不藥而愈否則酒色財氣之不舍藥食厚味之妄行雖用千金之費焉能旦夕之安去死之機必待日也神醫妙手豈能療乎

関格

関格者謂胸中覺有所碍欲升不升欲降不降欲食不食猶如氣之横格也其症皆因鬱遏之氣藴蓄不出積久成痰有難轉輸反將酒色以淘其情鬱怒以加其病殊不知損于上者為格損于下者為関格則横格在上中氣滿悶喉中如粉絮梅核之狀咯不出嚥不下每發欲絶関則関閉于下小腹急疾或脹滿填塞欲升不升欲出不出而為関閉之症二者皆為難治必須在下之氣升而提之在上之氣降而下之此治関格之大意也不可在下之症尽用通利之藥在上之病又用提吐之劑多提則多勝多利則多閉所用之藥必須二陳去甘草為主加以歸

朮人參沉香木香姜水炒黄連之屬丹溪曰此病多死寒在上熱在下寒在胸中遏絶不出有無入之理故曰格熱在下焦填塞不通有無出之理故曰關又曰格則吐逆不出關則不得大小便難經又曰邪在六腑則陽脉不和陽脉不和則氣留之氣留之則陽脉盛矣邪在五臟則陰脉不和陰脉不和則血留之血留之則陰脉盛矣陰脉盛則陽氣不得相營也故曰格陽氣太勝則陰不得相營也故曰關關格者不得盡其命而死矣

痞滿

痞滿者心胸否塞按之不痛痞滿而不舒暢也由陰伏陽蓄氣與血不運而成處心下位中央膹滿痞塞皆土之病與脹滿有輕重之分痞則内覺痞悶而外無脹急之形也大便易而利者為虛大便難而閉者為實外感邪氣自肌表傳至胸膈為半表半裏証宜和解或已經下胃滿而痛者為結胸不痛者為痞滿同傷寒治法有中氣虛弱不能運化精微為痞者有飲食痰積不能施化為痞者有濕熱太甚為痞者有雜病食積下之太過或悞下致胃中至高之氣乘虛下陷心肺分野其所蓄之邪又且不散宜理脾胃兼以血藥調之若用氣藥導利則氣愈降而痞

愈甚久則变為中滿鼓脹盖痞皆自血中来虛中之實也邪之
所湊其氣必虛留而不去其病則實故治痞宜一補一消但傷
寒從外之内宜以苦泄雜病從内之外宜以辛散人徒知氣之
不運槩用只实枳榔不知養隂調血悮矣通用二陳為主肥人
多湿痰加蒼术滑石砂仁瘦人多欝熱中焦加枳实黄連升麻
乾葛禀受素实而蒼骨露者加只壳黄連青皮厚朴禀受素虛
轉運不調者加白术山查麯蘗悮下隂虛者去苓夏加參术升
麻以升胃氣更合四物以濟隂血食後感寒者加藿香草蔻吴
萸仁砂仁有大病後元氣未復而胸滿短氣者補中益氣加枳
实黄連芍藥有痞挟瘀血成窠囊者二陳合四物加桃仁紅花

香附大黄此証惟宜上下分消其氣如果有内實之証庶可畧與疎導世人若于痞塞喜行利藥以求其速効暫時通快痞若再作益以滋甚是皆不察夫下多亡陰之意也

噯氣

噯氣者胃中有欝火膈上有稠痰積滯蘊蓄致令氣逆而作声也大抵要分虛实而治实噯食罷之後噯氣不止宜二陳加蒼术神曲麦芽黄連甚者加石羔梔子虛噯雖不飲食亦常作噯乃清氣下陷濁氣泛上所致也宜六君子加沉香厚朴蘓子吴茱萸

嘈雜

嘈雜之為病也似飢不飢似痛不痛而有懊憹不自寧之況即俗謂之心雜也有痰因火動而雜者脈滑而數治痰為先宜二陳加姜汁炒黄連山梔有氣鬱而雜者脈沉而澁宜開鬱理氣用越鞠丸有食鬱而雜者脈數而大苓連枳实丸加麯蘖山楂或大安丸有心血少而雜者脈虛大而無力橘生湯

脉沉而遲者胸中有宿飲脉洪者湿熱在膈間時吐酸水欲成翻胃

呑酸吐酸

呑酸與吐酸不同吐酸素問以為熱東垣以為寒何也吐酸是吐出酸水如醋平時津液随上升之氣鬱積而久湿中生熱故從火化遂作酸味如穀肉在器發熱則易為酸矣非熱而何治宜二陳加姜炒黄連或回令丸呑酸者湿熱積於胃口不能自湧而出伏於肺胃之間咯不得上咽不得下肌表得風寒則内熱鬱而酸味刺心肌表温煖腠理開發或得香熱湯丸津液得行亦可暫解非寒而何宜東垣安胃湯由是觀之湿熱未成當從寒治非本而何湿熱已成當從熱治非末而何

凡治酸必用吳茱萸者乃順其性而折之也

凡吐清水宜陳壁土炒蒼白朮同茯苓滑石陳皮煎服

如胃中濕熱抑遏肝火令人吞酸者茱連丸方在醫方考茱萸六一散

如宿食不化吞酸呃臭右關脉滑加味平胃散

如火鬱七情拂鬱吞酸小便赤脉沉數越鞠丸

嘔吐

經云嘔吐而痛即止者為火嘔吐而痛不止者為寒有聲無物謂之嘔有物無聲謂之吐聲者氣與火也物者痰與食也嘔吐者有声有物脾病脾病則不能運所以飲食不化而嘔吐也噦者乾嘔之謂此屬乎火胃病也胃病即不能納所以惡聞食氣而噦也三者雖殊皆由脾胃虛弱所致然病因有不同耳有外感傷寒陽明实热而太甚嘔逆者有内傷飲食填塞太陰以致胃氣不得相通而吐者有胃热而吐者有胃寒而吐者有氣逆而嘔者有暑氣相干而吐者有飲酒過傷而吐者有内傷瘀血而作嘔者有脾湿太甚不能運化精微致清痰留飲鬱滯上中

二焦時〻悪心吐清水者有久病氣虛胃氣衰甚間谷氣即嘔者宜各以類推而治之大法以二陳為主因於火者加姜炒黄連因於寒加丁香乾姜因於食加藿香香附久病胃虛者參朮藿麹伏龍肝因於吐蚘者加白朮川椒烏梅凡吐虫如青菜汁者不治又注船大吐渴飲水者死不若以童便飲之

治例

凡嘔吐症切不可下蓋逆之故也

悪心

悪心者無歒無物心中兀〻欲吐不吐欲嘔不嘔和氣泛心之狀雖曰悪心實非心經之病而皆在胃口也其症有痰有熱有虛有寒法宜二陳湯火加黄連虛加參朮寒加乾姜〻汁食加枳実藿香

以天壽耆

圜丘奏太宜二陳去大合黃鍾宮合參不寒合章上羹上十合合

大緝曰亟心宮非心絲乙商宮管在曰口也且言有殷寺羈商

亂二旨樂教崇命心中人上醬上不止谷固不遷寺康六心之

命心

噎膈翻胃

三陽結謂之膈三陽者大小腸膀胱也結謂熱結也小腸熱結則血脉燥大腸熱結則不能圊膀胱熱結則津液涸三陽既結則前後閉塞下既不通必反而上行所以噎食不下縱下而復出也此陽火不下降而上行也經又曰少陽所致為嘔湧溢食不下此理明矣丹溪又論噎膈翻胃大率以血液乾槁致令咽喉窒塞食不能下其槁在吸門或食下胃脘當心而痛須臾吐出食出痛止其槁在賁門此皆上焦之噎膈也其或食物可下良久復出其槁在幽門此中焦之膈噎也其或食物可下朝食暮吐暮食朝吐其槁在蘭門大小腸之間此下焦之噎膈也雖

然亦有斯須輕病而為醫所悮者丹溪論之詳矣謂夫氣之初病其端甚微或因心事不快謀慮不決而積氣成痰者有之或因鬱怒難舒氣不越而膈塞閉結者有之或因飲食不謹外冒風寒內傷七情食味膏粱偏助陽氣積成膈熱者有之或因饑飽失時脾胃運納不能而膈食不通者有之或因性急多怒相火炎上以致津液不行清濁相干者有之或因嘈雜痞悶吞酸等症变成此病者有之或心情不果強以酒色欲解其憂而真氣耗散者有之若医者不求其本妄認為寒遍用辛香燥熱之劑投之暫時得快自為神方所用仍前不節七情反覆相侵旧病暫去復来濁液易於積聚或一月或半月前証復作如此延

緩日久自氣成積自積成痰痰挾瘀血遂成窠囊為噎為膈為咳為涎沫多出而死期促矣大抵血虛者脉必數而無力氣虛者脉必緩而無力氣血俱虛則口中多出沫但見沫大出者必死年高者必死糞如羊屎者必死故醫者切不可妄用燥熱而治此疾也

治例

如氣虛者四君子為主加減血虛者四物湯加減

如因痰者寸關脉沉而滑挾滯氣者寸關脉沉而濇並宜二陳湯為主加減佐以姜汁韮汁童便竹瀝為主

如飲酒之人翻胃者加葛花糖飴驢尿

如食入腹即吐大便不通乃下不通而火熱上衝所致主方加酒煮大黃桃仁紅花之類以潤之

張機峯云此病乃神思間病惟内觀自養可以治之此言深得病情

如積熱翻胃取田中大螺用新水養之取其吐出之泥陰乾為丸每服三十丸藿香湯下

如胃脘有死血翻胃秘結食下作痛者用韭汁牛乳等分時時呷之

如寒痰翻胃者用附子一枚乾姜煎湯潤七次為末每服二分

如氣噎膈者深師七氣湯

如血噎膈者韭汁醇酒和匀服
如痰噎膈者用姜仁枳殼半夏桔梗姜汁米糊丸
如火噎膈者田令丸服之
如食噎膈者越鞠丸
如欝火翻胃者驢尿一物飲之

[illegible]月吉[illegible]一兩[illegible]

[illegible]月吉[illegible]

又[illegible]月吉日合[illegible]兩之

[illegible]月吉[illegible]

[illegible]月吉[illegible]十[illegible]兩[illegible]

六鬱

内經曰木鬱達之謂吐之令其條達也火鬱發之謂汗之令其疎散也土鬱奪之謂下之令無壅礙也金鬱泄之謂滲泄解表利小便也水鬱折之謂抑之制其衝逆也此治五鬱之大要耳我丹溪先生觸類而長之又著為六鬱之症所謂氣血冲和百病不生一有怫鬱諸病生焉此發前人之所未發也夫所謂六鬱者氣濕熱痰血食是也或七情之抑遏或寒熱之交侵故為九氣怫鬱之候或雨濕之侵淩或酒漿之積聚故為留飲濕鬱之疾鬱者結聚而不得發越也所以當升不升當降不降當變化而不得変化此為傳化失常六鬱之病見矣夫氣鬱者胸脇

作痛中膈痞滿脉来沉澁湿欝者周身走痛或関節痛遇陰寒夜發脉沉而細痰欝者痰涎不利動則喘促飲食不思右寸脉沉而滑热欝者瞀悶小便赤煩燥引飲脉沉而数血欝者胸脇作痛四肢無力能食便紅脉芤数食欝者見食必悪噯氣呑酸飢不欲食雖食而脹悶不安氣口脉必緊盛者也凡治欝法當以順氣為先消導次之宜用二陳湯加香附撫芎為主如氣欝加木香枳桔如湿欝加蒼朴木通痰欝加厚朴枳実瓜蔞子熱欝加山梔黄連血欝加桃仁紅花食欝加查朴曲蘖芽薬古方多用越鞠丸以治欝意在茲乎

下手脉沉便知
是氣沉極則伏
澁弱難治其或
沉滑氣兼痰飲
沉弦細動皆氣
痛証

諸氣

氣者人身之元氣也在外則衛護皮毛在内則導引血脉一息不運則機緘窮一毫不續則穹壤判陰陽之所以升降者氣也血脉之所以流行者亦氣也榮衛之所以轉運者此氣也臟腑之所以相養相生者亦此氣也故内経曰百病皆生于氣也怒則氣上喜則氣緩悲則氣消恐則氣下寒則氣収炅則氣泄驚則氣乱憂則氣沉思則氣結九氣不同為証各異張子和論之詳矣茲不復贅姑以七氣之病言之喜傷心氣散不歛過則健忘歸脾湯以収之恐傷腎精怯不升過則下焦脹滿補中益氣以提之驚傷胆神乱不定過則怔忡失志安神丸或妙香散以

寧之此三者氣散而中虛甚者多見不足之症倦怠短氣不足
以息當以人參養榮湯補之不得執氣無補法之句而令氣不
歸元也怒傷肝氣上逆過則嘔吐小柴胡加青陳以和之憂傷
肺其氣聚過則喘促蘇子降氣湯以降之悲傷心胞及肺系其
氣急過則為狂枳殼煮散以順之思傷脾其氣結過則痞滿木
香化滯湯以開之此四者皆令和氣欝結多見有餘之証治宜
疏通為主切禁補氣之劑又有勞則喘息汗出亦令氣散尤宜
補益六君子加五味當歸酸棗仁以益之又逸則氣滯亦令氣
結橘皮湯以散之其間眩運嘔吐呑酸噎膈痞滿心腹絞痛二
便不通積聚癥瘕疝氣不通莫不因氣而成蓋氣屬陽動則為

火閉塞清道以致上焦不納中焦不運下焦不滲氣濁火盛薰蒸津液成痰痰鬱成積初起宜辛溫之劑以消散稍久則宜辛涼以折之最忌辛香助火之藥大抵男子屬陽得氣易散女子屬陰遇氣多鬱是以男子之氣病常少女人之氣病常多故法治婦人宜調其血以耗其氣男子宜調其氣以養其血此妙訣也

本[illegible][illegible]

五疸实热脉必洪数其或微濇證屬虛弱

黄疸

黄疸乃脾胃經有熱所致不必分五同歸於湿熱如盦麯相似周身面目皆黄如梔子水染乾黄熱勝色黄而明大便燥結濕黄湿勝色黄而晦大便潤利但湿病在表一身盡痛黄病在裡一身不痛諸疸發於陽經必有寒熱發于陰經脉沉嘔逆表症見者小柴胡湯微汗之表少裏多者茵陳五苓散滲之半表半裏者梔子柏皮湯和之因食積黄者量其虛实下其食積其餘但先利小便色漸清白其黄自退設若穀疸食已頭眩心中怫欝不安饑飽所致胃氣蒸衝而黄宜大柴胡湯加麦芽厚朴山梔或蚯蚓瓜酒疸身目黄心中懊憹足脛滿尿黄面黄而赤赤

班酒過胃熱醉卧當風水濕得之小柴胡加茵陳豆豉黄連葛粉大黄女勞疸因房事後爲水濕所搏故額黑身黄小腹急滿小便不利宜腎疸尤湯黄汗者因脾胃有熱汗出入水澡浴所致故汗出黄染衣而不渴宜黄芪散或以苦丁香如豆大吸出鼻中黄水凡疸不可驟用凉藥以致傷胃輕則噦嘔重則喘滿若口淡怔忡耳鳴脚軟微寒發熱小便白濁此爲虚宜四君子吞八味丸不渴便利者宜六君子湯加茵陳蒼术山藥以温中虚損者尤宜滋補肝腎真陽之精一升而和火自歛若必用茵陳五苓強通小便恐腎水枯竭久而面黑黄色雖則病疸少痊而雀目腫脹又宜慎之外有陰症發黄者陰寒盛于下則戴陽

於上故上體見陽症下躰見陰症陰盛於下故見陰脉之沉遲宜四逆茵陳以歛上體之自汗是方也韓祇和李思訓朱奉議咸用之矣使據丹溪云不必分五同是濕熱之言而执方以療之則藥與証不相反耶要知疸分五症始于仲景之金匱要畧此先賢示人以慱也五疸同是濕熱此後賢示人以畧也

治

師云予二十三歲時中秋但多食瓜菓酒麵風露中坐卧洗浴至明日隨發黃疸胷膈不寬服消導腿金丸胸次雖寬而黃獨不退遇劉鳳池傳一方用人中白三錢將大黃水磨調温服不三服而黃愈

三月而黃會

不見[illegible]國也事一亦用入中田三發大莫不成圓[illegible]

三[illegible]

[illegible]分十三十三寅時中[illegible]而多食不棄而[illegible]風而時[illegible]

註

此亦[illegible]入以事也五章圓之[illegible]然[illegible]後[illegible]亦入以[illegible]也

故用樂[illegible]不四人而要成[illegible]者[illegible]

其用之[illegible]

[illegible]

[illegible]

水腫之證有陰有陽陰脉沉遲其色清白不渴而瀉小便清澁脉或沉数色赤而黄燥糞赤溺兼渴為陽脹治脉弦脾制于肝洪数熱脹遲弱陰寒浮為虛滿緊則中实浮則可治虛則危急

水腫

内経曰諸湿腫滿皆屬于脾夫水腫者惟脾虛不能制水腎虛不能行水水氣泛溢反浔以浸漬脾土於是三焦停滞經絡壅塞水滲于皮膚注於肌肉而發腫矣其狀目胞上下微起肢體重著咳喘怔忡股間清冷小水黄澁皮薄而光腫如泡手按成窟举手即滿者是也有熱者水氣在表治當汗之身無熱者水氣在裡治當下之又云腰以上腫者宜發汗腰以下腫者宜利小便兼之順氣和脾斯为良法亦不可過用芫花大戟甘遂猛烈之劑以攻其虛症吾恐峻決者易固閉者難水氣復來而無可治之机矣今人只識治湿當利小便之說執此一途用諸

去水之品往往多死又用導水丸舟車丸神祐丸之類大下之此速死之兆蓋脾極虛而敗愈下愈虛虽劫効目前而陰損正氣然病亦不旋踵而至大法宜補脾補腎為主看所挾加減使脾腎氣實則自健運自能升降運動其樞机則水自行非五苓神祐之行水也用二陳加參术為主佐以黃芩麦冬制肝木而腹脹少佐以厚朴氣不運加木香木通氣若陷下則加柴胡升麻提之能令大便潤而小便長若遍身腫煩渴小便赤澁大便閉此屬陽水脉必沉數運五皮飲兼黃者宜茵陳五苓散遍身腫不煩渴大便溏小便利此屬陰水脉必沉遲宜實脾散或木香流氣飲如大病後脾腎兩虛遍身浮腫飲食不入大便溏泄

六脉微遅者必須早服金匱腎氣丸以行水日服參术膏以制水故風腫者皮膚麻木不仁走注痛疼分心氣飲氣腫者皮厚四肢瘦削腹脇脹滿流氣飲血腫者皮間有紅絲血縷婦人多有此症是敗血化為水也調經散生瘡腫者実脾除湿湯雄黄酒婦人懷胎亦有氣遏水道而虛腫者三因鯉魚湯此但順氣安脾飲食無阻産後而腫自消黄腫者皮肉色黄四肢怠惰頭眩體倦食飲善進不能生力宜健脾燥湿緑凡丸面目浮腫皆因氣虛停滞上焦壅塞而為腫也若脾虛当実其脾湿腫当燥其湿有風祛風有寒散寒足腿作腫有湿熱太甚者其色紅腫当清湿熱有脾虛不足者其色白腫当養脾氣有脾虛氣溜而不行

者腫久必有水出破之難痊當實脾為要有病久而作腫其腫下連足趺如皮腫可治肉腫難除宜養正健脾如病後足腫但節飲食以養氣外用狗脊煎湯洗之便腫者男子小便作腫女人陰門作腫皆由肝氣之不和腎氣之不泄宜瀉肝補腎大凡水腫先起於腹而後散四肢者可治先腫四肢而後歸于腹者不治如大便滑泄與夫唇黑蘆焦缺盆平臍突出足平背平或肉硬或掌腫無紋陰囊俱腫腹多青筋又或男從脚下腫而上女從身上腫而下皆不治又云膨病水氣人面黑者肝絕也兩眉凸起肺絕也臍中突出脾絕也兩手無紋心絕也下痊脚重腎絕也此五證內若顯一者不治

鼓脹

諸腹脹大皆屬於熱惟腹大如鼓而面目四肢不腫者名曰鼓脹皆脾土濕熱為病腫輕而脹重也丹溪曰心肺陽也居上腎肝陰也居下脾居中亦陰也屬土經曰飲食入胃游溢精氣上輸于脾脾之氣散精上歸于肺通調水道下輸膀胱水精四布五經並行是脾具坤靜之德而有乾健之運故能使心肺之陽降腎肝之陰升而成天地交之泰是為無病今也七情內傷六淫外侵飲食不節房勞致虛脾土之陰受傷轉輸之官失職胃雖受穀不能運化故陽自升陰自降而成天地不交之否清濁相混隧道壅塞濕鬱為熱熱又生濕濕熱相生遂成脹滿經曰鼓

脹是也以其外雖堅滿中空無物有似于鼓其病膠固難以治療又名曰蠱若虫侵蝕之義理宜補脾又須養肺金以制木使脾無賊邪之患滋腎水以制火使肺得清化之令却塩味以防助邪断妄想以保母氣遠音樂戒暴怒無有不安医者不察虚实急於作効病者苦於脹滿喜於行利藥以求通快殊不知寬得一日二日腹脹愈甚真氣已傷去死不遠矣俗謂氣無補法以其痞滿壅塞似難于補不思正氣虚而不能運行邪氣着而為病經又曰壯者氣行則愈怯者着而成病氣虚不補邪何由退病何由安且此病之起固非一年根深蒂固欲速取効自求禍耳知王道者可以語此其或受病之淺脾胃尚壯積聚不固

者惟可畧與疎導亦不可峻與利也大法宜參朮補脾佐以黃
芩麦冬木香木通茯苓陳皮少加厚朴以製肝木行利小便為
要切不可行利大便以致實實虛虛之患乃有鼓脹不能服參
者何也或肺間有火不可服或脾胃間有積不可服除此二端
必不可缺人參又有中滿之証中氣之滿悶也非腹大如鼓也
今人徒以鼓脹之証混名為氣虛中滿則悞之矣殊不知此症
乃當胸之下胃口之上一掌之横按之堅石有形作痛由忿怒
太甚不能發越鬱結中州痰涎停注乃成滿也久而不食以致
氣虛中滿治當塞因塞用宜二陳去甘加參朮查朴之類若夫
蠱脹之症受山嵐瘴氣或虫蛇蠱毒之物遂使大腹作脹肚見

青紅之紋治宜利腸胃去其惡積則蟲自除而脹自平矣丹溪
活套云凡腹脹必用姜製厚朴肥人腹脹宜胃苓湯色白人腹
脹是氣虛用參朮苓陳瘦人腹脹是熱宜黃連芍藥香附厚朴
如因有故畜血腹脹者保和丸加木香檳榔有熱鬱而脹者木
香兵郎丸有寒積而脹者丁香脾積丸如因外寒鬱而內熱脹
者用藿香麻黃升麻葛根桂枝因怒而腹脹者青皮木香〻附
山梔之類大抵初起是氣脹宜り氣開鬱之劑久則成水脹宜
行溫利水之劑
腹脹因於氣者宜分心氣飲加利水之劑　丸藥或以金陵酒
丸或金蟾散

寒脹不喜飲食者宜香朴湯 厚朴一兩 姜汁炒 木香 三錢 附子 各半

熱脹腹有積聚者宜廣茂潰堅湯中滿分消丸

腹脹元氣脾胃兩虛者宜補多而消少調中健脾丸 方在萬病回春

[illegible]

[illegible]

[illegible]

胃脘痛即心痛

或問丹溪心痛即胃脘痛然乎曰心與胃各一臟其病形不同因胃脘痛处在心下故有当心而痛之名豈胃脘痛即心痛者哉歷代方論將二者混同叙于一門誤甚矣殊不知心痛有真有厥真者邪中君心或污血冲心手足逆冷指甲青黑六脉空脱或疾數而散乱旦發夕死夕發旦死非藥物所能療厥者和客于心胞絡胃脘之間非真心受疪故可治為今之痛者即古今九種之名曰飲曰食曰風曰冷曰熱曰悸曰虫曰疰曰去来痛若此者皆可究其因而施治焉其如飲痛者痰留胃脘隱隱然如冰阻塞氣道其痛吐涎沫厥冷宜二陳湯加乾姜艸蔻竹

瀝香附之属或螺壳丸滚痰丸食痛者遇食作痛胸膈痞悶噯氣連聲惟不吐為異宜二陳加枳实山楂或感應丸只朮丸風痛者因卧露風食卵入脾中即霍乱之候卒然而来宜藿香正氣散或塩湯探吐冷痛者身受寒氣口食寒物手足厥冷脉息沉細甚則有似真心痛者宜蟠葱散或丁香温中湯熱痛者其人必縱酒嗜精熱在胃偶因寒而發故身熱足冷痛甚煩燥而吐額上有汗脉息洪大宜二陳湯加芩連香附川芎之類悸痛者但覺胸中隱隱作痛痛不為甚此因驚氣乘心而得也宜温胆湯加当帰虫痛者口吐清水痛定能食面多有白班唇紅宜川椒湯下烏梅丸或化虫丸疰痛者平素無病忽然心口大痛

妄言見神脉来作大作小即飛尸鬼疰也用忍冬藤一两水煎服或蘓合香丸去来痛者時痛時止因怒而不得發越故有此病宜加味二陳湯或荳蔻丸又有瘀血作痛者或打跌損傷或向喜食熱物以致死血留于胃口吐出則愈輕則用四物湯加桃仁紅花童便韭汁重則用桃仁承氣以下之丹溪曰凡心膈之痛須分新久若明知感寒食冷而病於初得之時當用温散温利之藥若病稍久則成鬱鬱久則成熱熱久必生火原病式中備言之矣若欲行温劑寧無助火添痰之病矣故古方多以山梔為熱藥之嚮導則邪易伏病易退然病安之後即縱恣口味不改前非病再作難治矣此病雖日久不食不死因中宫有

痰飲食積而生病者胃氣亦稍所養必須三五服藥後直至飢
乞方可與之苟痛方止即吃物其痛又作必勿咎於医戒之

治

如肝心痛其症色蒼蒼如死狀終日不得大息
如真心痛其症手指節俱青旦發夕死
如脾心痛猶針錐刺其心腹蘊蘊然氣滿
如肺心痛從心間起動作痛益乞色不變
如腎心痛其症痛與背相引善瘈猶如有物從後觸其前心腹
俟悸凡痛乞者脉必伏尤宜用附子辛熱之藥不可遽用參朮
不可執泥無變

又有婦悪血入於心脾而作痛

又有臓寒生蚘而作痛

又有無薬處以塩置刀頭焼紅淬入水中乗温飲之吐痰而止

頭痛頭風

人之氣充血和衛能護外榮能衛中則外邪無得而入內邪無得而起頭腦清淨何有頭痛之患也其頭痛者皆由不善攝生或勞役過度而傷氣或房勞過度而傷精或怒氣不平而動肝火或酒食不化而生痰涎此謂之內邪也或有傷風或傷寒而痛者或有傷暑或傷溼而痛者此謂之外邪也既明受病之因必推為病之症緣証以知因知因以投劑無不当矣原夫傷氣頭痛脉弦而短出言懶怯四肢倦怠晝重夜輕補中益氣湯加川芎蔓荊子傷精頭痛脉弦而濇午後寒熱背脊痠痛晝輕夜重滋陰降火湯加川芎蔓荊子怒氣頭痛脉弦而數兩太陽痛

二陳加柴胡川芎黃芩山梔痰涎頭痛脉弦而滑頭眩眼黑惡心嘔吐半夏白朮天麻湯外感頭痛必有寒熱風者芎芷香薷散寒者葛根葱白湯暑者香茹飲湿者芎朮之類按古方有云左邊痛屬風屬血虛右邊痛屬痰屬氣虛此亦不可膠也內經經曰風者善行而數變豈專於左而不能右者乎血氣者營衛也營行脉中衛行脉外二者並行而不離者也豈左必血虛右必氣虛者乎痰者津液也遍身能到豈專於右而不能流于左乎明理者當以脉証辨之

医書多分頭風頭痛為二門然一病也但有新久去留之分耳淺而近者名曰頭痛深而遠者名曰頭風頭痛卒然而至易於

解散也頭風作止不常愈後觸感復發也經不云乎頭風頭痛
有痰者多血虚與熱分經治可然頭風宜乎涼治不可專泥風
藥使風入腦再不可拔亦不可大與火之劑使風從眼出有害
於目夫風者大塊之噫氣也天時將風必先鬱熱而無奈風起
則熱解矣人與造物同耳故頭風將發亦因天時之变而作焉

治

如太陽頭痛悪風寒脉浮緊痛在巔頂兩額角葛根湯加羌活
藁本 如少陽頭痛往来寒熱脉弦痛連耳根小柴胡湯加胆
草 如陽明頭痛發熱自汗脉長大痛連目眥頬齒升麻葛根
膏芷葱 如太陰頭痛必有痰體重或腹痛脉沉頭痛二陳湯加

蒼术芎星蔓　如少陰頭痛三陰三陽經不流行而足寒氣逆
為寒厥脉沉細麻黃附子細辛湯　如厥陰頭痛吐痰沫厥冷
脉浮緩痛引目系吳茱萸湯为主　如偏右頭痛屬痰屬熱
用柴胡片芩二陳　如偏左頭痛屬風與血虛宜荊芥薄荷芎
歸芍藥蔓荊子黃芩知母　如壯实之人挾痰或頭重眩暈用
大黃以酒炒三次為末煎茶調下

應驗頭風方

將鉄箍塡墟滿內入川椒七粒上用艾火灸之患左灸左患右
灸右又用燒酒煎細辛羌芎姜蚕入注子內燻鼻孔塞一孔併
服九味羌活湯加治目痰藥

眉稜痛

眉稜痛者即眼眶眉稜骨痛也此症乃血虚生風之謂婦人多有之婦人經行將尽不能安养或以針指劳目致令有此症亦治宜四物加酒芩防風之類若男子眉稜痛多因動怒之人怒蓄不得發越致傷肝木木能生風令人頭目昏眩眼合難開致有此症宜以貝母二陳加养血清火之類或羌活清神湯

背痛

背者胸之腑背曲肩垂腑將壞矣此色慾太過脊髓空虛肌体消瘦項頸痿軟背曲常痛宜加味虎潛丸主之如肥人背痛者乃氣之所聚也宜提肩散加沉香有背痛不可回顧者太陽氣欝不行也通氣防風湯或三合湯

腹痛

腹痛之症不一有寒有熱有食積死血有痰有虫有絞腸紗有小腹少腹之别若夫綿〻痛而無增減者寒也時痛時止者熱也痛有常處而不走移者死血也痛甚欲大便利後痛減者食積也或先食熱物後食冷物而作痛者冷熱不調也痛而欲食得食少可腹中有塊起以手按之便不見及口吐清水面白唇紅者虫也小便不利而痛得辛熱湯而暫止者痰也或曰痰豈能痛痰因氣滞而聚既聚則凝其道路不得運行故作痛也如臍下卒然大痛人中黒色中悪容忤者死有絞腸紗作痛嘔吐脉沉胸膈脹滿攻刺脇肋先以塩湯探吐次以焼酒下白虎丸

再不愈宜刺委中出血如腸癰腹痛身甲錯小便如淋腹皮急按之濡如腫狀脉芤数此数者皆同一腹痛也治宜詳之大法以手可按者屬虛宜參朮姜桂之屬以手不可按者屬实宜大黄芒硝之類不若以二陳為主因於熱者加姜炒黄連血瘀者加桃仁紅花食積者加山查神麯湿痰者加厚朴蒼朮垂痛加梹榔木香寒痛加乾姜厚朴香附白朮絞腸紗加藿香蒼朮厚朴腹痛之治大畧如此若是臍以下而作痛者名小腹痛此由陰寒之氣侵於至陰之地而作痛也其痛最忘喜热手按之或脉来沉遲宜厚朴温中湯加吴茰參朮有少腹並連陰器而作痛者此由厥陰肝木之氣不清或忿怒欝結不得發泄假以飲

酒為樂而繼以房勞有傷真氣下陷至陰之分元氣虛弱不能
歸複于本經致使少腹作痛法宜温中之劑而兼用升提正氣
為要
治腹痛台芎蒼朮木香附白芷為末姜汁入湯調服
白芍只能治血虛腹痛餘俱不治
飲食過傷而腹痛宜木香檳郎下之
氣虛之人傷食腹痛宜調補胃併消導用參朮查麯枳實麦芽
砂仁之類　小腹実痛青皮以行其氣因寒宜肉桂呉茱萸
臍癰痛積冷炒附子温之積熱地黄下之臈大虛參芪補之

地字宜審

腹中窄狭

窄狭者腸胃空虚而不能健運也有思慮太過飲食傷脾房勞太過而窄狭者有肥白人湿痰流注臓腑氣不能升痰不能降而窄狭者有瘦人湿熱燻蒸臟腑而窄狭者俱宜二陳加減可也吾嘗考之丹溪用蒼术以寬中順氣為主而不兼清理補养之藥假使和中健脾而去窄狭之症偏于香燥而有不可者乎然治此症蒼术香附固虽可用而亦不可驟用必須審察果是氣实者用之无不効驗如禀受虚弱者不可执此而不用參术也此治之大法學者当味之

脇痛

夫脇者肝胆之區也肝為尽陰胆無别竅怒之則氣無所泄鬱之即火無所越故二经之病恒多丹溪曰有木氣實有肝火盛有氣欝血凝有痰飲食積湿热皆能令人脇痛盖木氣实者乃肝属木肝主怒〻則氣并于肝其病左脇痛左関脉弦而数肝火盛者乃肝経血虚血虚則陰不足而陽氣獨盛氣有餘便是火矣其病兩脇痛兩関脉双弦而実氣滞者因謀慮太過所致経曰肝者将軍之官謀慮出焉胆者中正之官决断出焉謀慮不决則正氣凝滞留於脇肋故作疼痛其脉沉濇血瘀者皆由跌撲閃挫死血阻滞而為痛其痛処或紅或腫日輕夜重午後

發熱有清痰鬱積流注脇下而作痛者熱手摩之暫可有食積痛者右脇扛起一条有湿熱痛者多見于嗜酒之人湿熱之氣積於中則肝胆之氣抑於下氣不能上行故兩脇痛也又有勞役過度內傷發熱脇下如刀劙之痛者有因房慾傷損脇下一點痛不止者名乾脇痛右為危篤以上二症若發熱不飲食者多死治宜分左右虛实左右者陰陽之道路也左痛氣與火也右痛痰與食也宜踈肝散導積散復元活血湯当帰龍荟丸木香調氣散補中益氣湯控涎丹擇治毋認假以為真也

如肝木氣实宜蒼术川芎醋炒青皮当帰芍藥柴胡梢

如肝火盛当歸龍荟丸　如死血者四物加青桒桃仁红花

腰痛

腰者腎之腑一身所恃以轉移開闔水火之司有生之根諸經貫於腎而絡於腰脊善調之則根固而葉榮不善調之則根枯而葉萎若腎氣一虛種種腰痛疊見而重出矣其痛悠悠不已乏力而痠痛者腎虛也痛如錐刺日輕夜重者瘀血也舉身不能俛仰動搖不能轉徹者挫閃也遇卧不能轉身遇行重痛無力見熱則減見寒則增者寒濕也坐卧腰脇沉重自汗發熱者濕熱也有形作痛皮肉青白者痰也無形作痛發熱惡寒者外感也大抵腰痛之症因於勞損而腎虛者甚多因於濕熱痰積而傷腎者亦有因於外感閃挫瘀血者雖有不多在治者臨症

之時必審其果是腎虛者六味地黃丸加牛膝杜仲鹿茸或青蛾丸血瘀者如神散加桃仁紅花独活湯寒湿者五積散加茱萸杜仲濕熱者滲湿湯当帰拈痛湯或腎着湯閃挫者五積散加牽牛濕痰者二陳加胆星外感者九味羌活湯凡此數症隨其症而用治不可拘于一

疝痛

疝氣者睪丸連小腹急痛也疝本肝經與腎絶無相干緣房勞内損正氣下陷不得上升沉溺於肝之分積成濕熱之氣者有之或遇憂怒所感欝而不發反將房勞觸動結為陰疝者有之或因寒邪外束發熱惡寒而為寒疝者有之有濕熱下陷陰囊紅腫而溼痛者有之或痛在睪丸者有之痛在五樞穴邊者有之或無形無声者有之或有形如瓜有声如蛙者有之無形無声者氣受病也氣乃無形之物故不能成形或為外邪所干則氣受傷于寒暑故能作痛况寒暑亦無形之気經絡中無所止遏故無声也有形有声者血受病也血乃有形之物或寒邪

所搏則血不流或濕熱所干則血汙濁鬱積日久故有形如瓜
有形則阻遏經絡經氣不能通強為攻衝故有声如蛙也大抵初
起者無形無声氣先病也日久而有形有聲者血後病也雖有
寒水癩血氣狐筋七者之名總不外寒熱二者之治寒疝腰痛
牽引睾丸囊冷結硬如石水疝囊腫如水晶陰汗不絕筋疝陰
莖挈痛挺脹不堪以房術春方得之血疝小腹兩傍中有瘀血即是
便毒氣疝上連腎俞下及陰囊怫鬱即睾丸腫大悲哀則不
藥而消狐疝晝則氣出而腎囊腫大令人不堪夜則氣入而腫
脹皆消少無疾苦以狐之為物晝則出穴而溺夜則入穴而不
溺以斯證肖之癩疝者頑疝也睾丸雖大而無疾苦此父子相

傳淂於有生之初總皆肝經所主也大要熱者遇熱即發二便赤澀小便肛門俱熱外腎累垂玉莖挺出寒者遇寒即發二便皆利小腹清冷外腎縏縮甚則小腹急疾小便頻併升於上者為嘔為吐墜于下者為腫為脹入于腹者急疾不利散于外者陰汗搔痒治宜開發外寒疏通內火則自愈矣宜燥陰散橘核湯桼苓湯選用

有木腎者因腎家虛憊陰陽不相交接水火不能既濟而沉寒痼冷凝滞其間脹大作痛頑痺結硬勢所必至矣不可純用燥熱當溫散溫利以逐其邪〻氣內消榮衛流轉盎如寒谷回春蓋有不疾而速不行而至者矣

有陰萎者王莖軟弱不起亦由房劳太過致損真元之氣二五之精不能妙合充凝所以元氣不能固持腎氣不能發動以致陰萎治宜補腎壯陽為主如十全大補加附子蓯蓉

有陰莖挺縱不收而為強中之症此由多服升陽之藥遂使陽旺而陰衰火勝而水涸相火無所制使強中不得收雖欲多泄而泄則軟者矣殊不知愈泄愈傷正氣不能盛也即經所謂一水不能勝二火者是也治当助陰以抑陽使水火升降如四物加枸杞牛膝杜仲黄柏知母之類

灸歸来臍下六寸各開二寸 三陰交足內踝上三指盡処 海底在十字縫中 関元

有一友強中服滋陰降火不効反服肉桂而愈

積聚

積者五臟所生聚者六腑所成積屬陰而有定位聚屬陽而无常形肝積曰肥氣左脇下如覆杯有頭足久不愈令人咳逆痎瘧連歲不已心積曰伏梁起臍上大如臂上至心下久不愈令人心煩脾積曰痞氣在胃脘覆如大盤會不愈令人四肢不收發黃疸飲食不為肌膚肺積曰息賁在右脇下覆如大杯久不愈令人洒淅惡寒喘咳發肺癰腎積曰奔豚發於少腹上至心下久不愈令人喘咳骨氣少經云積者一臟因受勝己之邪而傳于己之所勝當其旺時拒而不受復還於勝己者不肯受故留為積也世人謂之氣塊丹溪論曰痞塊在中為痰飲在右

為食積在左為死血塊乃有形之物氣不能作塊成形但是痰與食積死血而成也凡婦人有塊多是血塊不能移動者是癥能移動者是瘕大抵治積或以所惡者攻之所喜者誘之則易愈矣如硇砂阿魏治肉積神曲麦蘖治酒積水蛭虻虫治血積木香兵郎治氣積牽牛甘遂治水積雄黃膩粉治痰積礞石巴豆治食積各從其類也若用群隊之劑分其勢則難取効須認得分明是何積聚兼見何証然後增減佐使之劑不尔反有所損要在臨時通变治積當察其所痛以知其有餘不足可補可瀉無逆天時詳臟腑之高下如寒者熱之結者散之客者除之留者行之堅者削之強者奪之醎以耎之苦以瀉之全真

氣藥以補之隨其所積而行之節飲食慎起居和其中外可使
必矣不然遽以大毒之劑攻之積不能除反傷正氣終難復也
可不慎歟故善治者当先補虛使血氣壯積自消如滿座皆君
子小人自無容地不問何臟先調其中使能飲食是其本也

[illegible]
[illegible]
[illegible]
[illegible]

樹德堂

秘結

秘者秘塞不通非燥結也結者燥結不行非秘塞也然秘則大便不利腹中不實欲便而便不得来欲〻而〻不流利登圊閉塞去後而不能尽之狀其症多因湿熱所生宜苓連枳朮瓜蔞之類結則結于腸胃脾氣不能運〻腸胃淂熱就結則湿中生熱湿熱重併而成此症也其候胸滿実痛口燥舌胎欲飲水而不既身悪熱而長吁宜承氣湯之類下之吾嘗考之五味之秀者养五臟諸物之濁者帰大腸〻〻所以司出而不納者也今停蓄蘊結不得疎導何哉抑有由矣如房労過度飲食失節或恣飲酒漿飲食辛熱之火起於脾胃淫慾之火起於命門以致

火盛水虧津液不生故傳道失常漸成燥糞之証此大腸挾熱而然宜以清熱潤燥可矣虛人臟冷而血脉枯老人臟寒而氣道塞此大腸挾冷而然也宜以溫中利氣可矣亦有腸胃因風而燥結者宜以驅風涼血可也又有氣不下降而谷道壅塞者亦消導利氣可也切勿以巴豆牽牛峻劑攻下損其津液致使愈通而愈結也若吐瀉後腸胃空虛服熱藥多而結者或風症後腸胃乾結由乎風藥過多而為風結者二者俱不宜承氣下之当補養之劑佐以和血之品丹溪曰養血則便自安是也亦有肺受風邪傳入大腸而為風秘之症者宜以麻仁丸治之或有年老氣弱津液不足者宜以補中益氣加黄連麦冬

桃仁之類設或産後去血過多内亡津液而結者宜以四物湯
加桃仁紅花或大便秘小便數而為脾約之症者宜脾約丸主
之若不能飲食小便清冷而為虚秘氣秘者厚朴湯主之此
皆治秘結之大法也医当記之

痰疾

痰者人身之痰飲也人身之氣道貴乎清順〻則津液流通何痰之有若氣血津液稍有一時不得運行則凝滯為痰為飲为喘為咳為嘔為利為眩為暈惡心嘈雜怔忡驚悸為寒熱痛腫為痞滿壅塞或胷膈間漉〻有聲或背心一片常为冰冷或四肢麻痺不仁皆痰飲所致故善治痰者不治痰而治氣〻順則一身之津液亦隨氣而順矣古方治痰飲用汗吐下温之法蓋所以治其標也若用滚痰丸利藥過多損其脾胃則痰易生而轉多誠非王道之治也不若以順氣為先導痰次之又王隱君曰痰之為物隨氣升降無処不到清白者为寒黄濁者为熱

殊不知始則清白久則黃濁清白稀薄清於上黃濁稠粘凝於下嗽而易出者清而白也欬而難出者則黃濁凝結滯也若咯唾日久濕熱所鬱上下凝結皆无清白者也甚至帶血之敗則黑痰為関格異病人所不識又清白者氣味淡日久漸成惡味酸辣腥臊焦苦不一百病中多有兼痰者世所不知也凡人身中有結核不痛不紅不作膿者皆痰注也中焦有痰則食積胃氣亦賴所養卒不便虛若攻盡則虛矣治痰法實脾土燥脾濕是治其本也大槩以二陳為主隨症加減

吳寉皋曰痰証顯於外人所易知也痰涎隱於內而怪證百出人所難知也顯於外者只依常法調理隱於內者非控涎丹

神祐丸與夫倒倉之法不能空其巢穴也

痰結核在咽喉嗽而不能出化痰藥加鹹能軟堅之味瓜蔞仁

杏仁海石桔梗連翹少佐朴硝姜汁蜜丸噙化

痰在脇下非白芥子不能達痰在四肢非竹瀝不行痰在腸胃

間可下而愈痰之為物隨氣升降故無處不到

脉浮当吐痰在膈上必用吐膠固稠濁必用吐痰在经络非吐

不可吐中就有發散之义　年高痰盛气实者三子养親湯

老痰大率酒多人有之宜海石香附半夏瓜蔞五棓子

寒痰宜南星姜半夏及諸辛热之品

热痰宜青黛黄連及青礞石丸之類

風痰宜南星白附子三生散
食積痰宜神曲麦芽山查之類或化痰丸
痰挾氣虛四君子血虛加四物脾虛不進飲食嘔吐痰水宜六君子腎水虛則心火炎致津液敗濁而為痰六味地黄丸
凡湿痰身重倦怠蒼白朮南星之類
有痰而渴宜去二陳易貝母括蔞潤之余曰尤有訣焉渴而喜飲水者宜易之渴不能飲雖渴猶宜半夏此湿為本熱為標故口渴所謂湿極而兼勝己之化实非真象明者知之

喘哮

肺以清陽上升之氣居五臟之上通榮衛合陰陽升降往来無過不及六淫七情之所感傷飽食動作臟氣不和或肺經挾熱挾寒或調𢹂失宜脾腎俱虛或為風寒暑湿邪氣相干則肺氣脹滿令人發喘又因痰而喘者多治療之法当究其源如痰喘者喘便有痰声氣急喘者呼吸急促而無痰声胃虛喘者抬頭擷肚喘而不休火喘者氣盛息粗乍進乍退得食即減食已即喘水氣喘者漉漉有声怔忡而浮腫陰虛者氣從臍下起直衝清道而上風寒喘者上氣急不得卧喉中有声或声不出総皆痰火內鬱風寒外束而作宜先分虛實虛者氣之身涼冷痰

如冰实者氣壯胸滿身熱便硬实火宜清肺瀉胃虛火宜滋補
降气若常感冒風寒肺脹逆而喘者隨時令解散但火急者
不可純用苦寒宜溫以劫之凡有汗而喘為虛無汗而喘為实
久病発喘為虛新病發喘為实脉滑而四肢暖者可治脉濇而
四末寒者難医治喘之法亦当辨悉若痰喘千緡湯蘇子降气
湯氣喘四七湯四磨湯火喘瀉清肺湯導水丸冒風者金沸
艸散感寒者蘇沉九寶湯水喘小青龍湯久病氣短不能接續
以喘者獨參湯或生脉散加杏仁白术陳皮如産婦榮血衰
竭衛气無依独聚于肺而發喘者不救如喘促不卧汗自
出四肢厥冷呼吸不相接續者必死

哮專主乎痰不可徒用寒涼宜穜子降氣加白菓冬苓大抵哮以声響名喘以氣息名喘促喉中如水鷄声者謂之哮氣促連屬不能一息者謂之喘虽然未可不由痰火内欝風寒外束而致之外有氣之壅盛而不能接續者謂之喘氣之壅盛而不能一息者謂之氣急金匱云無寒熱短氣不足一息者虚也脉来弦緊而有力者实也自汗頭汗者虚也氣盛痰盛者实也脉見緊促短数者虚也沉实有力者实也实則可治虚不可為症虚而脉实兼緩者可治症实而脉虚兼数者難治或有脾虚先当補脾使土实可以生金不為脹助其喘肺之虚者先理其肺使金清可以生水不為氣助其急苟肺症而用燥脾之藥則金浔

燥而喘愈加脾虚而用清金之剂則土得寒而脹愈甚故先喘後脹主于肺則喘為本腫為標當清金降氣為主而行水次之

先脹後喘主于脾則腫為本喘為標當實脾行水為主而清金次之

凡人喘未發時以扶正為主已發以攻邪為主

欬逆

欬逆者古謂之噦今謂之呃以其起自臍下直衝上出於口之名也大率有痰有氣虛有虛火上衝視有餘不足治之不足者因內傷脾胃及大病後胃弱多面青肢冷便軟有餘者因外感胃燥及大怒大飽多面紅肢熱便秘可治不足難治或因飲食太過填塞胷中而氣不得升降作呃者宜二陳加只殼砂仁或瓜蒂散吐之即愈有痰閉於上火起於下氣不得升越而作呃者宜導痰湯加芩連有為傷寒熱病陽明內實過期失下而欬逆者三一承氣湯或大柴胡湯有中氣不足虛火上炎氣不相續而欬逆者宜生脉散加黃柏合補中益氣湯有飲水太過成

水結胷者小陷胷湯或小青龍去麻黃加附子以散水寒有傷寒傳經熱誤用薑桂等熱藥助起火邪痰火相搏而為欬逆者宜黃連解毒或白虎加竹瀝以降火有跌打損傷瘀血入胃而為欬逆者桃仁承氣湯如汗吐下後胃熱未除而欬逆者小柴胡湯加陳皮竹茹汗吐下後服涼藥多而欬逆者當溫補脾胃理中湯痢疾欬逆人參白朮煎湯吞大補丸或益元散頻服自止大抵欬逆之症看其便實脉有力者當作火治若便軟脉無力者當作寒治氣口胸悶脉緊盛者當作食治下手脉沉欝者當作氣治至于散亂而無力者不治歇而止者不治凡傷寒痢疾産後及汗吐下後致欬逆者皆難治古太素云木陳者其

葉落病深者其声呃夫呃亦有輕而可治者重而不可治者然

病至於此則其治也終不易矣

咳嗽

咳者無痰而有声肺氣傷而不清也嗽者無声而有痰動於脾湿也咳嗽者謂有痰有声因傷肺氣動於脾湿也然以肺為主必先審虛実〻者痰稠声重脉浮大而有力虛者声利痰清脉弦大而無力如沉滑者痰氣盛也沉細帶数者火鬱極也原夫咳嗽之因有寒有風暑湿火鬱痰食水血七情五労之異感風者鼻塞声重口乾喉痒語未竟而咳参蘇飲加桑杏傷寒者淒清怯冷胞際声唖九味温肺湯冒暑上焦煩渴声嘶吐沫六一散加神砂受湿者身重多痰煩疼洒淅四苓加陳皮生姜火咳者声多痰少面赤因食積湿熱火流肺中五更咳多瀉白散加

知母上半日嗽者胃中有火单石羔丸加知母貝母午後嗽多属陰虚滋陰降火湯黄昏嗽者火气浮於肺潤肺丸以斂之欝咳即火咳久失鮮散乾咳無痰乃腎水焦枯邪火獨炎瀉白散加桔梗連翹開之痰嗽者嗽動便有痰声痰出嗽止胃膈多滿湿痰入胃上干於肺也随所因鮮散以二陳湯爲主食咳者因食積生痰痰气冲胃以順気消食化痰丸水咳者因飲茶水過多停蓄不散自熱胸満心下怔忡小青龍湯血咳者喉間常有腥氣瀉白散加生地山梔丹皮麦冬甘桔七情臟氣不平亦能生咳咳久不已則入六腑宜分類治之五勞咳者勞神傷心咳而咽乾咯血犀角地黄湯疲極傷肝咳則左脇疼引小腹悚挛

芍藥麦冬為君甘橘桔梗梔子瓜蔞使勞倦傷脾咳而短氣無力補中益氣呵呼傷肺咳而口燥声嘶者人參清肺飲房勞傷腎咳而腰背痛寒熱腎氣丸肺脹而咳動則喘滿氣急息重或右或左不得眠此痰挾悪血碍氣而病宜養血流動乎氣降火踈肝以清痰有嗽而肺脹壅遏不得眠者難治如春作是春升之氣潤肺抑肝夏是火氣炎上清金降火秋是湿熱傷肺清熱瀉湿冬是風寒外束鮮表行痰凡因咳而有痰咳為重主治在肺因痰而致咳痰為重主治在脾若是痰食積上升致咳亦治在痰而咳（消積）自止不必用肺藥以治咳又咳久肺胃寒而飲食少進者只理脾而咳自愈然腎為氣臟咳引百骸自覺氣從臍下

逆上者乃腎虛氣不歸元宜所服藥中加故紙五味腎氣虧損
火炎水涸津液湧而為痰嗽者六味丸壯腎水滋化源為主若
劳嗽声唖喉中生瘡火傷肺金也內經曰金得火而缺正此謂
也外有肺痿肺癰之証亦令人咳嗽咳則雲門中府閒隱〻作
痛吐出痰色如膿兼有臭氣但肺癰之痰吐出在水沉肺痿之
痰吐出在水浮此為辨耳
乾咳嗽難治此係火鬱之症乃痰鬱火邪在中用苦梗開之下
用補陰降火之劑四物加炒黃柏竹瀝之類不已則成劳此不
得志者有之倒倉法好
肺虛嗽左此好色腎虛者有之用参膏以陳皮生姜佐之或補

肺湯声啞屬寒宜細辛半夏生薑辛散之肺虚人参膏阿膠為主陰不足者六味丸為要藥或知母茯苓湯亦妙嗽而肺氣有餘宜瀉之桑白皮為主半夏茯苓佐之

濕痰帶風喘嗽者不可一味苦寒折之如千緡湯墜痰丸更以皂角蘿卜子杏仁百藥煎姜汁丸噙化

治酒嗽痰積咳非青黛瓜蔞不除有食積人面青白黄色不常面上有如蟹爪路一黄一白者是

凡口燥咽乾不用半夏南星用瓜蔞貝母飲水者不用瓜蔞恐泥膈不鬆快

治嗽灸天突穴肺腧穴大瀉肺氣肺腧穴在背三柱骨下兩膀

各一寸五分靈樞上肺腧穴三柱骨下各開二寸
肺痿治在養血養肺養氣清金如人參養肺湯紫菀散
肺癰已破入風不治用醫壘元戎搜風湯吐之或太乙膏成丸
食後服如歛瘡口止有合歡樹皮（即槿樹皮）白歛煎湯飲之
如血礙氣作嗽者桃仁去皮尖大黃酒炒薑汁丸服
水寒射肺而成嗽咳者宜五苓散與傷寒而有表症者小青龍
湯肺脹壅遏不得眠者四物加桃仁紅花青皮訶子之類
二三年肺氣上喘咳嗽膿血滿面生瘡者人參蛤蚧散

眩運

眩運者言其黑運轉旋目閉眼暗身轉耳聾如立舟上起則欲倒蓋痰因火動而致也大槩肥人多溫痰滯於上火起於下痰因火而上衝所謂無痰不作眩者是也治以痰為主兼補氣降火瘦人多腎水虧少相火上炎所謂風勝則地動火得風則焰旋是也治宜滋陰降火化痰抑肝然亦不可一途而取軌也有因四氣乘虛而眩運者風則脉浮有汗項強寒則脉緊無汗掣痛暑則脉虛煩渴面垢濕則脉細頭重吐逆宜通二陳為主以加減治之又或七情鬱而生痰動火隨氣上厥七情致虛而眩運者七氣湯淫慾過度腎家不能納氣歸元使諸氣奔逆而上

氣虛而眩運者十全大補吐衂崩漏肝家不能收攝榮氣諸血失道妄行孤陽飛越而眩運者獨參湯或芎歸湯加炒黑乾姜如勞役過多內傷元氣補中益氣如房勞過度陰虛火動者滋陰降火湯又有早起眩運須臾自定日以為常乃為晨運此陽虛不足也宜補陽則運自止如正元飲下黑錫丹之類有日晡而眩運者亦為之昏運得臥少可此陰虛之不足也宜以益陰則運自定如六味丸加牛膝鹿茸之類靈樞經曰腦為髓海有餘則勁有力自過其度則髓海不足腦轉耳鳴脛痠眩冒目無所見懈怠安臥要之眩運之証寔由色慾精虛腦空之故內經曰滋苗者必固其根又曰精不足者補之以味治當大補其

其爲學者要尋致病之因隨機應變不可執一而治

校經堂

虛損

內經曰飲食飽甚汗出於胃驚而奪精汗出於心持重遠行汗出於胃疾走恐懼汗出于肝搖體勞苦汗出於脾又曰久視傷血久卧傷氣久坐傷肉久立傷骨久行傷筋并夫七情五臟之火飛越男女声色之欲過淫是皆虛損之所致也繩墨曰虛者氣血之空虛也損者臟腑之損壞也經曰腎肝之陰升心肺之陽降而為平和之氣血也如或斲喪无度負重勞傷或夢遺精滑或淋瀝帶濁致精血耗散陽火燔騰此為陰不升陽不降以成虛損之症乃陰虛也其脉必數而無力治宜滋陰補腎為主有飲食不節起居不時奔馳勞碌或傷筋動骨或憂思鬱結致

心肺之陽失守腎肝之陰不生此為陽不升而陰不降以成虛損之症者乃陽虛也其脉必大而無力治宜補中健脾為主吾嘗考之陽虛多痼冷陰虛多積熱陽虛則面無精彩而形体淒弱陰虛則氣急咳嗽而盜汗發熱此其陰陽不能和平也水火不能既濟也榮衛不能流行也百脉不能榮養也臟腑不能灌溉也表裏不能護衛也當此時有一症見即因其病而藥之可也苟視其症之不大茶飯之可進起居可動作為可施自以為生不能保養妄自斷喪遂致損於心為吐血為心慌為不寐為盜汗損於肝為頭眩為目昏為筋緩不能收持為恐畏不能自獨卧損於肺為咳為嗽為喘為痰為熱面白唇紅為皮膚枯槁

為嗽血為咯血為短氣損于腎為遺精為腰背痛為小腹裡急
為小便赤色為溺後餘瀝為骨痿不能起于床治損之法損其
肺者益其氣損其心者補其榮血損其脾者調其飲食適其寒
溫損其肝者緩其中損其腎者益其精如此而治亦可全生

治

丹溪曰老人虛損但覺小水短少即是病進宜以參朮為君牛
膝芍藥為臣陳皮茯苓為佐春加川芎夏加黃芩麦门冬秋加
歸身倍生姜
凡補氣須人參然黑瘦之人勿多服恐反助火邪而爍真陰宜
白朮代之若肥白之人多服妙須陳皮同用

氣虛四君子血虛四物氣血兩虛八物加減陽虛生外寒者宜
乾薑附子之類益陽陰虛生內熱者宜知母黃栢之類補陰

折傷

損折打撲非血之本病因不期之所傷輕則筋骨肌肉內損作痛重即筋折骨碎出者內必停瘀在上者能自吐出為好及用韭汁童便大抵血歸肝部多停于左脇及小腹或初得不覺漸至寒熱狀如傷寒但必自汗脇腹痛也宜桃仁承氣抵当丸等逐去瘀血次以通經活血和氣切忌飲水血得寒則凝如一条入心即死若木石金刃及猛獸所傷皮破血出者外用止遏血法服以四物加參芪合補氣血煩燥者不可飲湯只食乾物油膩之類惟解渴而已若食薄粥則血沸出出則必死凡所傷不可治有九一傷腦二傷天窓三傷鼻中跳脉四傷脾透陰股五

傷心六傷乳七傷鳩尾八傷小腸九傷內臟又腦破髓出喉中
沸声双目直視痛不在瘡血出不止前赤後黑絕不食肉腐
寒冷堅硬皆不治

諸血

血者水谷之精也和調五臟洒陳六腑乃能入於脉也源源而来生化於脾總統于心藏於脾肝宣布於肺灌溉一身故目得血而能視耳得血而能聽手得血而能握足得血而能步臟得血而能液腑得血而能氣所以視聽言動臟腑脉絡非不由于血之運動也故曰血者神氣也持之則存失之則亡血盛則形盛血弱則形衰神靜則陰生形役則陽亢注之於脉少則濇充則實故陽生陰長取汁變化而為血內經所為脉者血之腑也生化旺則諸經持此而長養衰耗竭則百脉由此空虚可不謹哉蓋血属陰難成而易虧由乎人之節慾者少不能謹養致陽

陰虛火載血上錯經妄行是以從肺而溢于鼻為衄從胃而逆於口者為嘔從腎而出於嚏者為咯從嗽而來于肺者為欬又謂痰涎血出於脾暴怒血出於肝嘔吐血出於胃房勞血出於腎憂思血出心勞力血出三焦悲哀血出心包絡淋瀝血出小腸溺帶血出膀胱腸風痔漏血出大腸亦留結於腸胃之間而成積者血痢留積于包絡中而成塊者曰血瘕留積于經絡中而不行為瘀血留積于肌肉間而作痛者為腫毒此皆血之為病也凡上行為逆其治難下行為順其治易皆陽火滋盛真陰內損乃治當補陰益陽使其氣降而血歸於經也治法宜四物去川芎加玄參天門冬丹皮童便力要勿過用涼劑

吐血

吐嘔血出於胃其因有飲酒過傷者有負重損傷者有跌蹼損傷者有勞心過多者有肝氣傷肝者種〻不同必須診脉問因方可施治大法補陰抑下使復其位以犀角地黃湯為主酒傷加葛根只殼黃連茅根藕汁內傷加當歸桃仁紅花韭汁房勞傷加熟地知母黃柏山梔竹瀝勞心傷加茯神酸棗仁柏子仁怒傷加青黛黃芩如精神壯健大便結吐血不止加炒黑大黃桃仁童便如覺胸中氣塞上吐紫血桃仁承氣下之先吐紅後見痰嗽多是陰虛火動痰不下降四物加貝母天花粉山梔丹皮麦门冬先痰嗽後見紅多痰火積熱降痰火為急山梔地黃

湯或暴吐紫血須吐出為好此熱傷死血于中用鮮毒湯之類凡
血不可单行单止若有瘀血凝滞当先去瘀而後調之然血熱
則行宜苦寒凉血为君辛味行氣開鬱为臣酸澁止塞其源甘
温收補其後則其血自止是知治血之法当以清氣为主氣清
則血清氣降則血降昧者妄用苦寒之藥而行降火殊不知苦
從火化而血愈不止褚澄云吐血服寒凉十有九死服童便溺
百無一失扣又可明鑒矣清氣藥麦门冬清心氣知母清腎氣
心清則火降腎清則水升陰自升而陽自秋矣
如思慮傷脾心多健忘以致妄行或吐血或下血者帰脾湯

衄血

衄血者陽熱怫鬱干於足陽明而上熱則血妄行故血出於鼻鼻通於腦血上溢於腦熱屬肺經也宜涼血行血為主與吐血同初宜犀角地黃湯加鬱金或茅花冬青子止之久宜清肺生脉散去弓恐暈急用水調百艸霜三錢服仍取一捻吹鼻中或用人中白為末湯調下衄血不止以手之中指上節用紅線扎之立止

痰涎血　咯血　唾血　牙宣　舌衄

痰中帶血出于脾最難治犀角地黃湯加白芍茯苓瓜蔞竹瀝白朮陳皮如血紫黑者加桃仁泥当歸韭汁虛者六君子加桑

皮黄芩只壳五味子咯血者咯出血屑也唾血謂鮮血帶唾而出也俱屬腎犀角地黄湯加知母黄栢玄參熟地或滋陰降火湯唾中有紅絲乃是肺痿難治齒縫出血謂之牙宣乃陽明經熱也足陽明脉貫絡於齒上齦手陽明脉貫絡于齒下齦腸胃濕熱上燻即為齦腐爛若胃熱有餘者用凉膈散去硝黄服之外用灶突煤龍骨炒塩等分為末敷之若腎虛者用人參麦門冬白茯苓水煎服舌上出血名曰舌衄用槐花炒末掺之凡血症上行嚏嘔衄吐皆逆也若復而下行為悪痢者順也上行為逆其治難下行為順其治易故仲景云蓄血證下血当自愈与此意同若無病人忽然下痢其病進今病血病上行而復下行

悪痢者病邪欲去也凡諸血証身熱脉大難治火邪勝也身涼
脉静易治正氣復也如日輕夜重身熱不卧不治

溺血

溺血者血從精竅中来故不痛乃心移熱於小腸也四物加黄連木通山梔赤芍灯心有因暑熱者益元散升麻煎湯下房勞傷精火動溺血者腎氣丸久虛者六味地黄丸如痛不可忍者用豆豉一撮煎湯温服神効此疾日久中乾非清心静養則不可救若小便溺出帯血作痛名曰血淋用小薊琥珀等分為末水調服或用牛膝煎膏空心塩湯化下如小便出血而不痛者名曰尿血用玄胡索一兩朴硝三分為末分作二服白湯下凡

吐唾衂咯大小便血皆用六味丸料加犀角一兩阿膠二兩丸

服乃治溺血之神方理脾之聖藥

便血

腸胃不虛邪氣无從而入人惟坐卧風湿醉飽房劳生冷停寒酒麪湿熱以致榮血失道滲入大腸此腸風臟毒所由作也挾热者清而色鮮腹中痛挟冷者濁而色黯腹畧疼清則為腸風自外感而得之隨感隨見濁則臟毒自内傷而得之積久而来有先便而後見血者其来遠有先血而後見便者其来近世俗謂糞前糞後之説非也然陽絡傷則血外溢而吐衄陰絡傷則血内溢而便紅色清者感風也鮮紅傷熱也黑者热之甚黯者寒也直来不痛者湿也唧出有力如箭之射者湿毒成瀉四散漏下俗呼血箭也腹脹滿而糟粕與血同来者食積也初宜和

血祛風濕以散邪荊防槐榆殼為要藥稍久宜補脾以收澁參朮升柴升提為聖劑敗風用敗毒散加槐花荊芥熱用和血湯香連丸暑用香薷飲濕毒成癖者升陽除濕和血湯血箭用當歸和血散涼血地黃湯元氣下陷補中益氣陰虛血弱者四物加乾姜或陏氣丸虽然精血生于胃氣谷氣愚謂大腸下血大抵以胃藥收功四君子湯參苓白朮散小烏沉散和之胃氣一回血自循于經絡矣

一方用柿餅炒灰空心清米飲服二錢

劳瘵

夫人禀天地氤氲之氣以生在乎保養真元固守根本則病不生四体康健若不養真元不固根本疾病由是生焉且真元根本即氣血精液也故欲養陰而延生者心神恬靜而無燥擾飲食適中而無過傷風寒暑濕之謹避行立坐卧之有常何勞怯之有哉盖劳之因由人之壮年氣血完聚津液充滿之際嗜慾無節起居不時七情六慾之火時動乎中飲食劳倦之過屢傷乎体以致氣体虚弱真元耗散劳傷心腎而得之以心主血腎主精精竭血燥則陰火上炎或骨蒸體熱日漸尩羸漸成劳極之候夫热劳陽病口燥舌乾咽疼涕唾稠粘手足心煩熱二便

赤燥虛勞陰病嘶痰白色胃逆口惡飲食難化小便頻弱遺精白濁大便溏泄熱勞咽瘡失音者死虛勞瀉不止者死不問陰病陽病日久皆能傳變男子自腎傳心肺肝脾女子自心傳肺肝脾腎五臟復傳六腑而死或有始終只傳一經者有專著心腎而不傳者其為症潮熱盜汗咳嗽失血遺精泄瀉輕者六証間作重者六証兼作蓋傳變不同復連尸疰自上至下相傳骨肉乃至滅門者有之其候臟中有蟲嚙心肺間重則半年而斃輕則一載而亡故屬病莫若勞症最為難治況醫者不究其源不窮其本或投之以大寒之劑或療之以大熱之藥殊不知大寒愈虛其中大熱愈怯其內所以世之治此症者万無一人焉

凡治劳之法須要辨其何臟之虚實或氣虚血虚或氣熱血熱務如庖丁解牛動中肯綮其臟之虚者診其脉必虚而細小臟之实者診其脉必实而洪大氣虚者面白而無神血虚者面黑而枯瘦氣热者面红而光声雄而清病去於昼脉浮而数血热者面赤而黯声雄而濁病去於夜脉息沉数氣血俱热者病則晝夜俱去氣急而津枯以此辨之無不中的若病势已處邊热多痰盛肌肉消瘦痰盛則重肉脱必殂治法滋陰降火温存調养澄其源也消痰和血取積追虫潔其流也至是補虚而不去邪難矣今人治劳以苦寒兼甘平緩治之譬之养寇其為心腹之害卒不可支故劳極之症陰道既虧陽道不行血凝氣滞初治

須開関起胃為先関脉閉則氣血乾枯胃氣弱則藥無由リ但
陽虛不可偏用辛香之劑陰虛不宜偏用苦寒之藥陽病開関
清熱利便為主宜瀉白散加銀柴胡秦艽木通桔梗澤瀉歸芍
木香小便另為病去陰病開関リ痰利氣為主二陳加香附貝
母丹皮当歸山柤桔梗生地木香以氣清痰少為病去如病少
差用參苓白术散加消導藥以起胃房于補之中要温涼適宜
古云服涼藥百無一生飲溲溺萬無一死惟脾胃虛氣血弱者
必以滋補藥中量入童便以寓降火之意

陰病開関散　歸赤芍桂芷甘木香只殼天南星

三才丸　人乳汁将茯苓末收　生地　天门冬

不寐

性理曰人之將寐神遊於脾熟寐神遊於腎將寤神遊於肝正寤神遊於心夫寐者睡去也寤者醒来也今之不寐者種種不一有老人氣血衰肌肉不滑榮衛之道澁而不寐者宜八物湯加棗仁遠志麦门冬五味有胃氣不和而不寐者内經曰胃不和則卧不安六君子加当歸棗仁有思慮過度傷脾不寐者歸脾湯有心血不足驚悸不寐者硃砂安神丸有痰流胆經神不守舍而不寐者温胆湯加棗仁或導痰湯加山梔有曲運神机傷心血而不寐者宜安神丸犀角地黄丸不得志而憂愁不寐者虚則補中益氣湯實則導赤散有病後虚弱不寐者六君子

湯加黃芪棗仁有內傷外感和熱互內閉不寐者宜辨証治之

[illegible]

驚悸怔忡

驚悸主心々之所养者血心血一虚神氣不守神去舍空々則生痰々迷心膈而有驚悸怔忡之症作矣曰驚曰悸其可無辨乎驚者恐怖之謂悸者怔忡之謂心虚而鬱痰則耳聞大声目擊異物遇險臨危触事丧志心為之忤使人惕々之狀是則為驚心虚而停水則胃中滲漉虚氣流動水既上乘心火畏之心不自安使人有怏々之狀是則為悸驚者與豁痰定驚之劑如茯苓飲子或安神丸調养心血和平心氣而痰自不生

[illegible]

[illegible]

大參[illegible]年[illegible]卒年[illegible]圖卷之[illegible]年十[illegible]有[illegible]

[illegible]

[illegible]

[illegible]

[illegible]

[illegible]

[illegible]

健忘

健忘主痰為事有始無終言談不知首尾此乃病之名非比生成之愚頑不知人事者原其所由皆因思慮過度損其心包以致神舍不清遇事多忘病在心脾故令人朝暗遺忘如老人而多忘者氣血衰弱神思昏迷精神不守志意頹敗得之健忘或有痴愚之人痰迷心竅遇事不記或記多而後忘此因心事多端遊心千里之外心不专主隨記隨忘大抵健忘之證固非一端治者要因其病而藥之如心事多端者歸脾湯或天王補心丹如老人虛遇事多忘者養心丸定志丸主之若痴愚健忘而不知事体者宜二陳湯加安神竹瀝姜汁使神宇志定痰豁自

除矣

消渴

消渴之症有三欲飲而無度者是也蓋水包天地先賢之說是矣然則人身之水亦可範包涵五臟乎夫天一生水腎实主之膀胱為津液之腑所以宣行腎水上潤于肺故識者肺為津液之臟通徹上下隨氣升降是三焦臟腑皆囿乎真水之中素问以水之本在腎末在肺者此也真水不竭安有所渴者哉人惟淫慾恣情酒麫無節酷嗜肥甘炙煿助火之物復以丹砂石藥濟其私遂使水火不能既濟火炎上燻津液乾焦渴飲水漿而不能自禁也以成三消之症矣消渴者何多飲水而食少大小便如常或數而頻少胸中煩燥舌赤唇紅病屬上焦謂之上消

乃心火炎於肺也宜麦门冬飲瀉心火補腎水使肺得清化之
令或人參白虎湯若渴不甚煩但欲飲冷小便数而黄赤消谷
易飢飲食倍常不生肌肉病属中焦謂之消中此邪熱留於胃
也宜調胃承氣湯或三黄丸小便淋如膏糊欲飲不多随即溺
下面黑體瘦骨節痠疼精走髓空病属下焦謂之消腎此邪熱
精于腎也宜清膀胱之濕熱益腎水之本源使健運之令有常
生化之機不失渴自無矣如六味丸清心蓮子飲之類若夫強
中消渴者謂小便強硬而不能軟此虚陽之火妄動於下強中
之氣泄而不休或泄而又欲交媾或不交自泄動徹不已麻痒
難過或精道妄来如血如脂肌膚日减致使腎臟枯竭欲得茶

水外救其弊可立而待也三消者上消輕中消重下消危總皆
血虛不生津液或寒涼滲劑以清利其熱熱去則陰生而渴止
或甘溫酸劑以滋益其陰陰生則燥除而渴止如是則藥能中
病反此則增益他劇故能食者未傳癰疽不能食者未傳脹滿
皆危証也須知水之本在腎末在肺腎煖則氣上升而肺潤腎
冷則氣不升而肺焦六味丸為消渴之良方然心腎皆通乎脾
養脾則津液自生參苓白朮散渴家之聖藥也
凡酒毒發渴北梨甘蔗治之蓋富貴之人飲酒又多置酢醬海
味酒能灼人真陰鹹能喪人真液故每每病致消渴如冬月宜
煮而飲之

凡汗吐下後渴者皆胃液不足宜人參補之蓋氣能蒸溽故云

凡夏月消渴多是暑邪入於心胞絡宜香茹君之

凡人善食肥甘焦灸令人消渴者以豆豉煎湯飲之

凡富貴人熱中消中須覓水土中朽木煎湯飲之

汗症

人之汗猶天地之雨陰滋其濕則為霧露雨也如甑中燒酒非湯火蒸淘焉能成汗洎哉蓋汗由血化血自氣生在內為血發外為汗〻乃心之液自汗〻之症未有不由心腎俱虛而得之者故陰虛陽必輳發熱而自汗陽虛陰必乘發厥而自汗乃陰陽偏勝之所致也故發熱者補中益氣發厥者芪附湯間有氣血俱虛者黃芪建中湯如身軟倦怠者濕也心主熱脾主濕〻熱相乘故令多汗宜四製白术散火氣上蒸胃中之濕亦能作汗涼膈散久汗服參芪附子不効者宜養心血盜汗者屬陰虛血虛謂睡熟汗出不睡則汗不出睡則氣行於裏而表虛汗出醒

則氣散於表而汗止非若自汗而自出也雜病盜汗責其陽虛
與傷寒盜汗非比之亦是心虛所致宜歛心氣益腎水使陰陽
調和水火升降其汗自止宜由歸六黃湯頭汗者頭面多汗或
食飯酒麪使熱蒸于上則汗出淋漓踈泄此陰虛不能附陽也
亦宜当歸六黃湯心汗者別處無汗獨心孔一片有汗因思慮
多則汗亦多病在心脾宜生脉散或歸脾湯陰汗者至陰之处
或兩腿挾中行動勞力汗出臭穢以滲濕為末搗湯下之臭汗
者凡遇飲湯食飯鼻上多汗此肺虛乘熱也宜益肺涼血用人
參固本丸腋汗者兩腋之下遇動微則有汗此肝虛乘热也宜
補養肝血六味丸黃汗者汗出染衣黃如栢汁因汗出之時入

水沐浴水從汗孔而入故發黃汗用蜜炙黃芪酒炒白芍各五錢桂枝三分酒煎服大率自汗由陽虛所致盜汗由陰虛所乘陽虛者心氣之不足宜收而斂之陰虛者腎氣之不足宜補而实之舉要曰自汗陽虛盜汗陰虛東垣有法對証可施

五淋

五淋者小便澁痛欲去不去不去又來淋瀝不斷之狀甚者窒塞其間皆由恣食膏粱之味温熱之類或燒酒炙煿之物鬱遏成痰以致脾土受害乏力不能運化精微清濁相混故使肺金無助而水道不清或有用心太過房勞無節以致心腎不交水火無制清陽不升濁陰不降而成淋閉之患矣巢氏病源有五淋之別氣砂血膏勞是也若夫氣淋為病小便澁滯常有餘瀝不盡蓋熱傷於膀胱氣分也內經曰膀胱者州都之官津液藏焉氣化則能出矣氣受熱傷則氣不順故溺澁而有餘瀝也砂淋為病陰莖中痛溺不得卒出砂出痛止蓋精氣結成砂石與

溺俱出也譬之海水煎塩煎久則成塊矣血淋為病遇熱則發
小便澁痛有血蓋熱傷于膀胱血分也膀胱有上口而無下口
血既受傷則施化之功難故出血而痛若出血而不痛者名溺
血乃熱傷于小腸也膀胱不受傷故不作痛膏淋為病溺濁如
脂膏或如肉塊曰肉淋蓋熱積膀胱膀胱脂膜被熱銷鑠故隨
溺而出如膏如肉也勞淋為病遇勞即發痛引氣衝蓋舊有淋
症今已暫安若遇房勞則淋復舉此乃腎虛膀胱生熱也水火
不交心腎氣鬱遂使陰陽乖舛清濁相干蓄在下焦故膀胱裏
急膏血砂石從小便道出矣大凡小腸有氣則小便脹小腸有
血則小便澁小腸有熱則小便痛痛者血淋不痛者為尿血敗

精結者為砂精結散者為膏甚則為石小便澀常有餘瀝者為氣因而房勞所發者為勞當揣本探原各從其類也執劑之法並用流行滯氣疏利小便清解熱邪調平心火又三者之綱領焉大抵心清則小便自利心平則血不妄行切不可用補氣之藥氣得補而愈脹血得補而愈澁熱得補而愈盛水竇不行加之穀道閉遏未見其有能生者也故諸方急用散熱利水但可治熱淋血淋而已其膏砂石三淋必須開鬱行氣養血滋陰方可所以古方用鬱金琥珀以開鬱青皮木通以行氣當歸牛膝以養血黃柏地黃以滋陰若久而不愈者忌滲利以損真陰宜清心蓮子補中益氣之類中氣一復水道自通矣

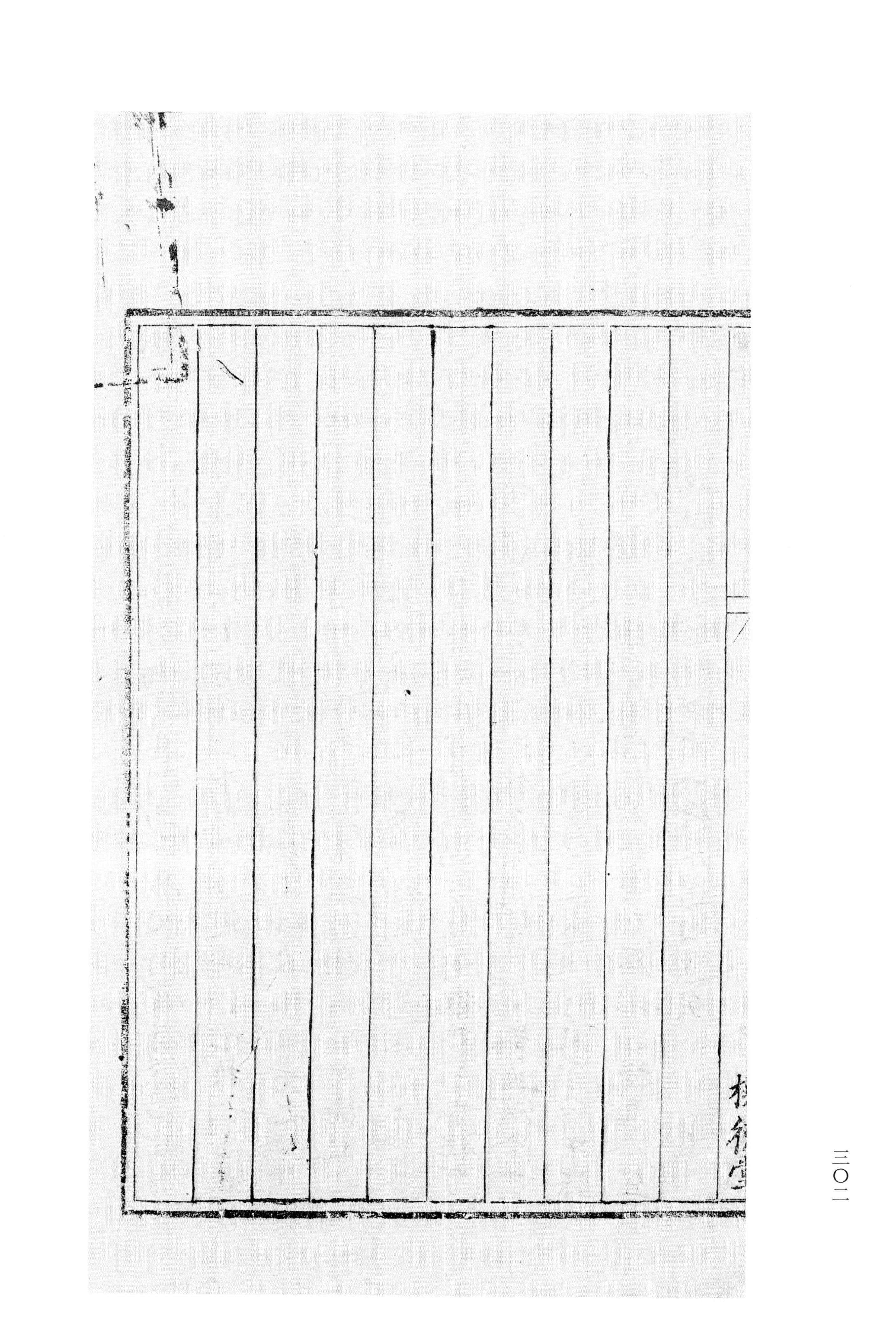

校經堂

脉法
兩尺脉洪數必便濁遺精
女人尺脉濇而弱者或洪數而促者皆為便濁白帶

遺精

精者腎之藏神者心之主也心不思則腎不遺精故道家以精譬汞以神譬火火不發則汞不飛其義最切人之遺精皆屬於心心為君火火火一動想火隨之相火者命门火也難經曰左為腎右為命门男子以藏精君火相火既動則陽事頻擧而精走不可遏矣或有因夢交遺精出者謂之夢遺不因夢而精自出謂之精滑皆由相火妄動久虛熱而無寒也得之有四有用心過度心不攝腎以致失精者有因色慾不遂遺精色失位輸精而出者有慾太過虛而滑泄不禁者有年高氣盛久無色慾精氣滿泄者然其狀不一或

小便後出髓不可禁者或不小便而自出或莖中出而痛痒常欲如小便者並宜先服辰砂妙香散分清飲以清其心安其神則水火交濟相火聽命而元精自固矣若遺久不止由升提陽氣精氣隨之而上升也如補中益氣之類可用升劑不止因精滑日久玉關不閉故也本草曰澁可以去脫宜用九龍丹白鹿丸以澁之然此藥可用清心益氣之後庶得其效若初起用之則驟閉玉關反至由精之患主治宜慎外邪一葉神氣消靡怪異橫生往往與鬼魅交通而泄精者宜法藥相助

脉經
遺精白濁當驗於
尺結芤動緊二証
之的

濁

濁者小便渾濁有如米泔有如粉糊有如赤膿故曰赤白濁其由胃中湿熱之氣下滲膀胱熱熾龍雷之火騰沸海底是以所出水道渾濁而不清也然腎為藏精之腑聽命於心貴乎水火升降精氣内持苟調攝失宜思慮不節嗜慾過度水火不交精元失守由是為赤白濁之患譬之夏月炎熱則水渾濁冬月嚴寒則水澄清赤濁屬血心虚乃熱因慮得之宜導赤散白濁屬氣腎虚有熱過慾得之宜清心蓮子飲肥人赤白濁者多湿痰二陳加二术瘦人赤白濁者多湿火滋陰降火湯濁久不愈補中益氣以提之又論精濁與便濁不同便濁便溺

渾濁即膏淋之証與腎絕無干精濁牽絲粘膩雖不便溺
亦是有之此是腎水不足淫火易動精離其位故令漸清而
出焉治之宜滋腎清心健脾固脫以九龍丹主之

小便不通

腎主水瀦於膀光泄于小腸実相通也然腎應於心由陰不可以無陽水不可以無火水火既濟此榮衛所以流行而水竇開闔不失其司矣夫惟小便不通多由陰虛火動熱結膀光其熱微者小便難而僅了熱甚者小便閉而絶无腎与膀光俱虛客熱乘之則水不能制火火挾熱而行澁且宜苦陰退陽陰陽一和則水道自利矣東垣曰小便秘以渴与不渴辨之以在氣在血治之如渴而小便不利邪在上焦氣分宜清肺之氣瀉其火以滋水之上源清肺飲主之如不渴而小便不利邪在下焦血分宜除熱閉以滋膀光腎水之下元通関丸或五淋散

加知母黃柏之類積在肺之為上焦膀光為下焦上焦閉即下焦塞譬滴水之器上竅通則下竅自出也宜二陳木通煎服探吐以提其氣氣升則水自降氣虛用參朮煎湯探吐血虛芎歸湯探吐氣滯香附木通探吐是亦良法吳山甫云溲溺不通非細故也期朔不通便令人嘔名曰関格又曰不通而死一見嘔症便不可救經曰出入廢則神机化滅升降息則氣立孤危此之謂也

小便不禁及遺溺

小便不禁出而不覺盡由膀胱為主蓋膀胱氣熱則泄滀流通易於走泄膀胱氣虛則司位失权不能禁固是以二者皆能令令人小便不禁熱者用生地白芍益智知柏之類虛寒者八味地黃丸加益智或縮泉丸秋元丹有女人下閉不閉遇寒則便頻遇咳嗽而適來者宜生脉散加歸术青柴苓如老人夜多溺直水係也其人必壽用補中益氣加益智石蓮以補之

一

眼目

目為五臟之精華一身之至要蓋應乎五臟而主乎肝也夫赤脉兩眥屬心若胬肉紅起遮蓋白睛此心火尅肺金烏睛圓大者為肝若烏睛紅赤此肝火旺眼胞上下屬脾若胞爛紅腫乃癟出者此脾火盛滿眼白睛屬肺若白睛紅多而乃膜者為肺火動瞳人屬腎若眼目無光瞳人反背為腎水虧此目之所以統乎五臟六腑之所以得病于目者然也故經曰肝者血之海也開竅於目目得血而能視然血氣盛則睛明血氣衰則睛昏睛昏則視物不明所以視植為旁視近為遠不能真知乃神光之不足也俗呼為近視眼乃肝血之不足者遇晚不見視物朦

睆然如網在目俗謂鷄矇眼乃目中赤白不染但無神光視物不真俗呼青盲眼乃雀目者不能正視而斜視乃反目者不能下視而上視乃眸子之病也非藥可除若曰肝熱則多淚心熱則多眵火盛則多痛腫血虛則多痠氣虛則多澁精竭則眼昏神竭則眼黑風熱則眼癢熱熱則眼脹火熱則眼紅濕熱則眼爛又乃拳毛倒睫乃脾熱也胬肉攀睛乃心火侮也翳膜侵珠乃氣欝肝也瞳人上星乃腎不足也此五輪之為病也由五臟之虛實也又曰太過則壅塞而發痛不足則澁小而難開在腑為表由驅風而散熱在臟為裏當養血而清心大抵治療之法宜用四物養血為主但佐以制火之品如心火熱者加芩

連犀角肝火勝者芩連胆草脾火勝者加黃連白芍肺火勝者
加芩連山梔腎火勝者加芩連炒柏設若五臟之不足者宜用
補養之法如氣虛補氣加參朮血虛補血加芎歸或少佐涼劑
此涼補而火自除也切不可輕用刀針點割偶得少愈出乎僥
倖苟且其悞終身之害然又不可過用寒涼之品及冷水淋
洗恐有血凝而不散則成痼疾必須量人之虛實老少如久患
昏暗無光或生冷翳宜滋補下元以益腎水四物加枸杞人參
犀角甘菊兔系之屬如風熱[illegible]者宜用驅風而散熱不可一於
風藥宜前方加防風連翹羌活荊芥之類如北方之人患
眼最多皆因日冒風沙夜卧熱坑二氣交爭使然更啖葱

蒜燒酒姜椒湿麪等物内外交攻并入于目故用涼膈散加防
風羌活之屬嘗覌古人治目在内者湯藥不可一於苦寒亦不
可專攻風藥必須苦寒以治火少加辛熱以散火在外點洗火
用辛熱故點莫若于氷片而氷片莫如辛熱藉此以披火
毒散火熱但世人不知氷片以為劫悍認為寒常用點藥
遂致積熱在内昏暗瘴翳故致不見借問眼一不點不瞎故
戒

耳病

耳屬足少陰腎腎家之寄竅於耳腎氣實則耳聞耳聰腎氣虛則鳴耳聾黃帝曰人之耳中鳴者何氣使然岐伯曰耳者宗脉之所聚也故胃中空則宗脉虛虛則下溜脉有所竭故耳鳴又有氣厥而聾者有挾風而聾者十二經脉上絡于耳其陰陽諸經適有交併則臟氣逆而為厥厥氣搏入耳中是謂厥聾必有眩運之症耳者宗脉之所附脉虛而風邪乘之使經氣閉而不宣是謂風聾必有頭痛之疾勞役傷於氣血淫慾耗其精元憔悴力疲昏昏憒憒是謂勞聾又有耳觸風邪與氣相搏其聲嘈嘈眼見黑光為之虛聾熱氣乘虛隨脉入耳聚熱不散

膿汁出謂之膿耳。人耳間有津液，輕則不能為害，若風熱搏之，
津液結鞕成核塞耳，亦令暴聾，謂之耵耳。前此數者，腎脉可按：
浮大為風，洪實為熱，濇濡為虛，沉濇為氣，浮動為火。氣者少陰
腎經不足之氣，火者少陽三焦有餘之火。新聾多熱，宜散風熱、
開痰鬱之劑；久聾多虛，滋補兼通竅之劑。因怒而聾者，當歸龍
会丸；風聾，九味羌活湯；勞聾，補中益氣；陰虛者腎氣丸；陽虛者
八味丸；因膏粱厚味動胃火而聾者，防風通聖散；勞房脫精
而聾，人參養榮湯。設若腎虛水竭，不能制三焦之火，火挾熱
而上升，致令耳內作痛者，治宜補腎降火，四物加連翹、玄參、黃
柏、知母、熟地、五味、黃芩、花粉之類。有耳後攻擊作痛心腫者

由少陽之火妄動於上亦宜瀉火之劑佐以涼血之藥使水升而火降也或耳內忽大痛如弓虫行或血水流出或乾痛難忍皆風毒入耳和氣滯塞於聽戶用蛇退一條燒存性為末吹入即愈

右録

宿衛□人□□□□□太守□國□□上□舉□□□□□[illegible]

□大□□□□□□□□□□□□□□□□[illegible]

□□□大□□□□□□□□□□□□□□[illegible]

口

口者脾之竅脾熱則口淡脾燥即口裂脾冷即口紫脾敗即口黑脾寒即口青脾虛即口白脾衰即口黃脾弱即口冷脾實則口紅所以口病乃脾病也或燥熱糜爛或當唇腫破或鵝口生瘡或風熱内攻作腫或積熱蘊蓄成疳原其所由未有不因七情所擾五味過傷於脾者也經云陰之所生本於五味陰之所宮傷在五味以此觀之可不謹哉是以養生者必節飲食使五味不致内傷一有失節口病生焉肝熱則口酸瀉青丸心熱則口苦瀉心湯脾熱則口甘瀉黃散肺熱則口辛瀉白散腎熱則口鹹滋腎丸胃熱則口臭平胃散加黃連又有謀慮不決肝

移熱于胆而口苦者小柴胡加青皮艸胆黃連有脾胃宗弱木乘土位而口酸者龍荟丸有膀光移熱于小腸膈腸不便上為口糜生瘡膿潰生用西瓜漿水徐徐飲之無此西瓜皮燒灰敷之大要審本症察兼症補脾氣生脾血不可妄用清熱消毒之品引君火上炎服涼劑不愈理中湯從治之如脾之鬱火口臭溢入肺中失其清和甘美之意濁氣上出故口氣臭也亦以香藥入口嗆之不過搗湯止沸之唯香薷一物煎飲最捷蓋香薷之清上徹下之功能清脾肺之热

鼻

鼻者肺之竅而知香臭者心也蓋肺為諸藏之華蓋其位高其体燥性惡寒又惡熱是故好飲酒之人非惟肺臟有傷亦且鬱熱久蓄則見於外而為鼻皻紅赤之候得熱愈紅得寒則紫此為熱極似水之象亢則害承廼制也治宜山梔凌霄花之類或觸風邪寒則傷于皮毛而成傷風鼻塞之候或為濁涕或流清水治宜先解寒邪後理肺氣使心肺之陽交泰而鼻氣之塞順利則香臭可聞者也如桂枝湯參蘇飲之類量時令而與之若清涕久而不已名曰鼻淵此為外寒束而內熱亡也用蒼耳散或防風通聖散之類又有胆移熱于腦則

濁涕下流而為腦漏之症其涕出臭不可聞宜清熱涼肺如防風湯之類不若顖門中灸之立止亦可肝移熱于腦而迫血妄行而為鼻衄之症其血出不能止宜养血涼血可也不若手之中指上節以紅線扎之立止次以犀角地黃湯加梔苓玄参服之或可鼻中息肉宜硇砂丁香雄黃之属久而漸大名曰鼻痔宜內服辛夷連翹之属外用甘遂丸或前方加枯凡細辛硼砂塞之亦有鼻梁作痛不可專於肺論亦因胃火之所動也治宜清肺降火如芩連梔翹辛夷玄参石羔之属大抵鼻病除傷風鼻塞外未可不由火熱而致疾

舌

立齋醫案治舌超出于劉張朱李之上

舌者心之苗心靈生於舌也心與舌則不能通暢其声舌无心則不能轉達其理此心通乎舌而舌乃心之苗也況心之本脉係乎舌根脾之絡脉係于舌之兩傍故風痰所中則舌轉而難言七情之所鬱則舌腫而難食三焦蘊熱則舌(燥)腫而咽乾心脾火動則舌麤重而口苦心火盛則舌裂生瘡脾熱太則舌结生胎胃熱則舌本強而難言肺熱則舌燥而声啞腎熱則轉澁謁而口枯又有熱結於舌下復生小舌名曰子舌熱結于舌本則舌為之腫名曰木舌大法宜清心脾之火而滋養北方之水如木舌以陳茶陈白梅入巴豆七粒搗膏薄荷水調刷口中血

出如泉用槐花炒末掺之腫如猪胞者以針刺舌下兩傍大脉出血即消切勿刺中脉令血大出而死

弓傷寒驗舌胎舌上白胎為薄冀此邪未入裏黄胎為结冀此裏實黒胎為黒冀此熱结實在胎見涎滑者生津液者佳燥裂焦黒而起芒刺者死舌无胎而燥者重無津液者死舌卷囊缩者死下利白胎者死又弓舌長一二寸者死點冰片或收收即否死

牙齒

薛立齋醫案治法最詳

齒者腎之標骨之餘腎衰則齒豁精固則齒堅胃火盛則腫爛脾熱甚則齦痛其痛乃手足陽明經熱陽明胃脈貫絡于齒上齦喜寒飲而惡熱飲陽明大腸脈貫絡于齒下齦喜熱飲而惡寒飲故其痛有惡寒惡熱之不同有開口呷風而痛甚者腸胃中有風邪有開口穢臭不可近者腸胃中有積熱也或齦痛而齒動搖或齦痛而蟲侵蝕又有牙縫踈豁飲食不便比比是也大抵齒齦宣露而動搖者腎元虛也治宜滋陰補腎丸安腎丸憎寒惡熱而口臭穢者胃氣熱也宜清胃散涼膈散所謂風蟲蝕之症因熱生風而風生蟲先以獨活散溫風散攻裏

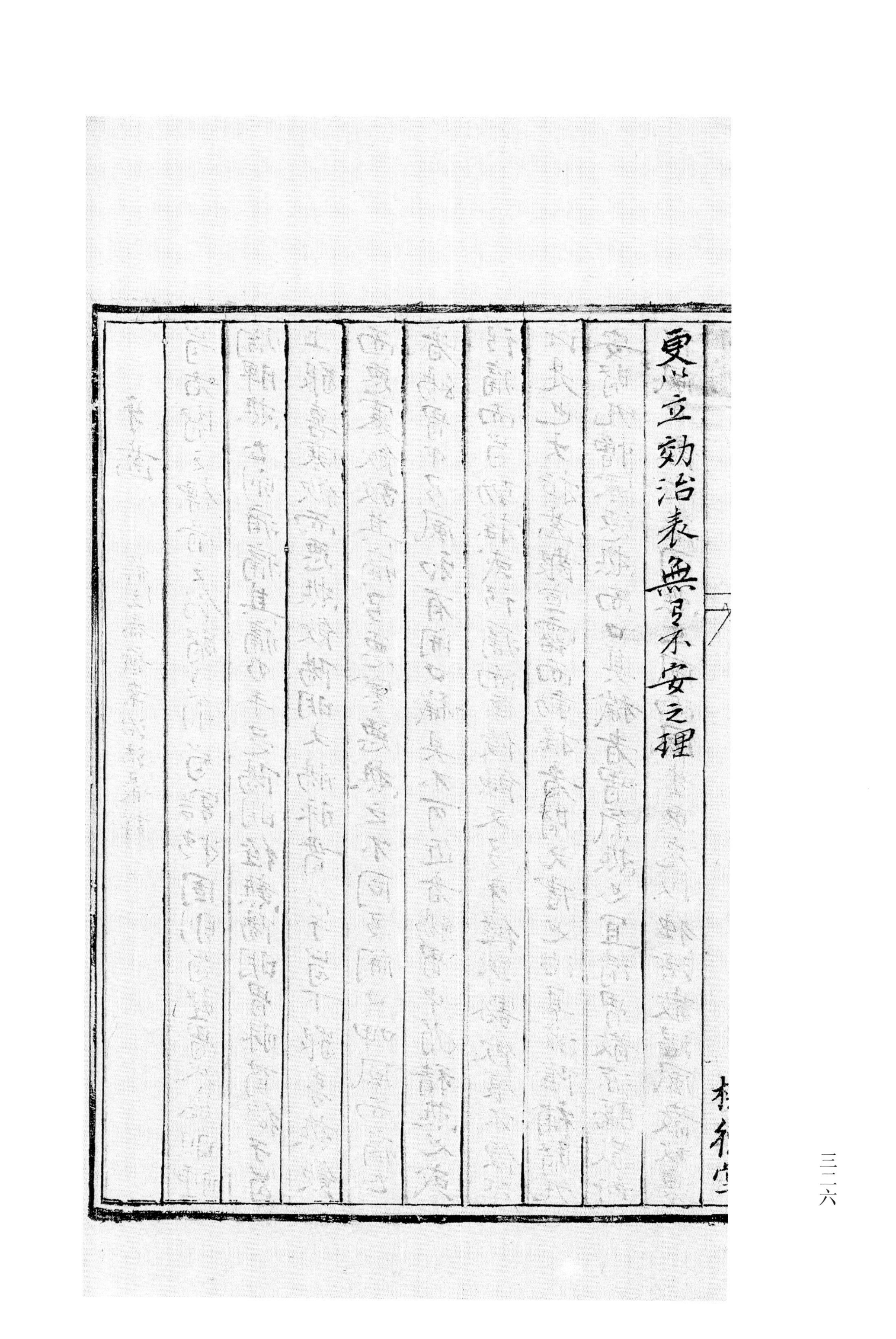

吏以立効治表無可不安之理

咽喉

咽者嚥也所以嚥物喉者候也所以候氣咽則接三脘以通胃喉有九節通五臟以係肺雖曰並行各有司主以别其户也蓋咽喉之病皆肺胃積熱甚多痰涎壅盛不已致使陰不升而陽不降水無制而火無熄於是有卒然腫痛之証見矣發於喉之兩傍近外作腫有膿頭起尖似乳色白似鵝一边腫者謂之單乳鵝兩边腫者謂之双乳鵝急以喉鎗刺破後用清咽利膈湯以治内吹用碧雪散以治外此外治之大法其或腫小者名曰閉喉痰盛曰喉痺二者之發咽喉腫閉水谷難入痰涎壅盛危在風烛先以醋谷口内去其風痰一二碗然後以稀涎散吹入

纏喉風用鈎金皮
磨水漱或艾汁或
馬蘭頭根汁亦可

治喉痺要兼看
薛立齋醫案乃
得治之大法

如無以鉎床瓶内燒合病人吸烟入喉即愈设或結于喉下渡生小舌名曰子舌重舌結于舌下舌傍红腫名曰木舌脹舌熱結於咽喉腫達於喉外且痒且麻又脹又大名曰纏喉風宜防風通聖散或雪裡青汁灌之亦有暴發暴死者名曰走馬喉痺其名虽殊同帰于火也夫少陰心火君主之脉少陽相火三焦之脉二經俱絡於喉故經云一陽一陰結謂之喉痺一陰者肝與包絡也一陽者少陽與三焦也大抵瘡可出血治之者易腫發喉下治之者難悉用甘桔湯調治使緩其氣而可治火也或用甘草薄荷白凡為末井花水調谷先去其痰後用硼砂冰片玄明粉甘草白凡等吹喉如虚火咽嗌乾燥二便如常少陰

脈微治宜補虛降火血虛者四物加甘桔玄參荊芥知柏氣虛
者四君子加甘桔玄參升麻甚則用從治之法少加乾姜附子
以為向導稍稍頻與不可頓服臨治要辨內外虛實如時行咽
痛大忌酸藥搽點寒藥下之恐鬱邪在內而不得出亦不可峻
用芩連梔柏之類而正治之取効目前使上熱未除中寒復生
其毒氣乘虛入腹胸前高腫上喘下泄手足指甲青紫全不入
食口如魚口不可治矣外有天行一種名大頭病俗呼捏頸瘟
甚危惡內推運氣治之東垣普濟消毒飲誠為百發百中又
有咽啞者不可不知有熱甚火傷肺金不能言者宜清肺降
火有先發散風邪伏於肺中者當以解散為主而常散音不

清者加味固本丸腎虚不能納氣歸元故氣奔而上痰盛声塞者八物加陳皮杜膝五味益智故紙石菖蒲熱毒不觧者梨汁頻頻服之驚氣入心瘖不能言密陀僧研末茶調一匕服即愈

大抵治喉痹用針出血最妙但人畏針委曲為之瞬息喪命凡用針而不針劌者宜搗生姜一塊調以熱白湯時時呷之則劌口易合銅人中亦有灸法然微痛可用病速者恐遲則殺人故治喉痺之火與救火同不容少待

蟲

内經曰腸胃為市無物不受亦無物不包又曰飲食自倍腸胃乃傷苟夫飲食不能謹節即易損暮傷自傷成積〻久成熱濕熱相生而諸般奇形之虫各從五行之氣而化生矣譬如土之堅燥則虫類不生土之卑濕虫類生焉苟腐艸為螢之類是也其虫或臟腑虛弱而動或食肥甘而動或胃冷而動或胃熱而動〻則游行上下而為心痛脾疼嘔吐涎沫與夫膈噎癩風傷寒狐惑之症無所不有不獨癆瘵生虫也凡虫症眼眶鼻下青黑面色痿黃臉上有几點血系如蟹爪紋讒飲食不進肌肉不生沉重寒熱苟不早治蔓延相生害心殺人以方应丸安虫治

脉

沉实者生浮大者死尺脉沉而滑者为寸白虫虛小者生動急者死

上半月虫頭向上易治下半月虫頭向下难治凡服藥先以蜜或砂糖引虫頭向上然後用殺虫藥

許叔微云五臟虫皆上行惟有肺虫下行最难治當用獺爪为末調藥於初四初六日治之此二日肺虫上行

之如黃病吃生米茶葉黃泥紙灰者皆有虫也宜投其所好而以殺虫之藥用之則虫食之而自死矣喫生米者用麦芽一觔炒使君子肉二兩梹榔南星各一兩薑製丸服食茶吃炭者皆倣此

九虫形症一曰伏虫長四寸許為諸虫之主二曰蛔虫三曰白虫長四五尺許子母相生其形轉大而長亦能殺人四曰肉虫狀若爛杏食人令人心煩五曰肺虫其狀如蚕令人咳嗽六曰蝟虫狀如蝦蟇令人嘔吐欬逆七曰弱虫又虫膈虫狀如瓜瓣令人多唾八曰赤虫狀如生肉令人腸鳴九曰蟯虫狀如菜虫形至微細居廣腸多則為痔劇為癩因人瘡以生

痔漏

痔者因臟腑本虛外傷風湿内藴熱毒醉飽交接湿熱之氣流入大腸以致血脉不清留結為痔蓋痔者肅腸之毒内经曰因而飽食经脉横解腸澼為痔是以痔漏之疾多見于膏梁富貴之人而藜藿之腹未見其多也其症初則腸風下血次則肛门撳痒搔擦成核沿肛腫起出膿出血狀如鼠乳名曰牡痔肛边生瘡發腫疼痛突出一枚数日出膿則散名曰牝痔腸孔顆顆成癗痛痒不已出血淋漓曰脉痔腸内結熱核有血寒熱注來登溷脱肛曰腸痔若血痔每遇大便則清血隨下而不止酒痔每遇飲酒則腫痛而流血氣痔則憂恐鬱怒適臨乎前立

見腫大而痛大便艱難強力則脫肛而不收是症也名雖不同其病則一為治者須明痔輕而漏重痔實而漏虛實可瀉虛宜補設若不禁房事以怒為常以酒為樂非唯痔不可愈抑亦通腸穿破膿水不乾漏眼多出欲愈而不可得也不若遠房戒怒節勞禁辛熱之物日服調榮順氣湯早晚服槐角臟連丸米飲送下屢用屢驗有能保養絕慾則漏孔不外治而結實矣何必妄用割爛掛線之法然此法也但可行于少壯若中年虛弱之體有喪身之患慎之慎之又有吐血勞瘵久而咽痛声啞至肺金下流而成漏者必死之兆

瘡瘍

大者為瘡小者為瘍由熱毒蓄於臟腑發于肌肉為痒為痛為腫為脹為潰膿之所生原病式曰瘍有頭粒小疹也有血無膿乃表氣之不足經曰諸痛痒瘡瘍皆屬心火又曰微熱則痒熱甚則痛腐則灼而為瘡雖是心火之有餘而實風濕之相搏也吾見濕熱蓄於肉裏乃生瘡毒風濕流於肌肉乃生潰爛風熱發於皮膚乃生瘡瘍瘡則潰而且爛瘍則痒而喜抓治之之法風勝者驅風熱勝者清熱濕勝者燥濕是治之活法也吾嘗用之不驗不若以歸芎養血為君芩連涼血為臣連翹防已驅風為佐生地苦參和血為使少加防風白芷以達乎皮膚天花粉

金銀花以鮮其瘡毒用黃芪以固表達肌隨用隨効未有不收功者也切勿拘于風熱而用荆防敗毒温熱而用升麻和氣飲是以戒之

脉

癰疽浮數惡寒發热若有痛處癰疽所發脉數發热而痛者陽不數不热不疼陰瘡發癰之脉弦洪相搏細沉而直肺肝俱數寸數而直肺癰已成寸數虚濇肺痿之形肺癰色白脉宜短濇死者浮大不白而赤腸癰难知滑數可推數而不热腸癰何疑遲緊未膿下而平之洪數膿成不下为宜

癰疽

癰疽之症皆由飲食失節肥甘過傷以致濕热蘊積於腸胃之間燒爍真陰此經之所謂陰之五宮傷在五味、爲發热久而增氣濕热之氣聚於下焦陰火熾盛蓄於八脉八脉沸騰逆於經隧其滋養精微之氣不能如常榮於肉裏則陰陽相滯而成癰腫盖氣陽也血陰也血行脉中氣行脉外相並周流寒與濕搏之則凝泣而行遲為不及熱與火搏之則沸騰而行速為太過氣得邪而鬱津液稠粘為痰為飲積久滲於脉中血為之濁此陰滞於陽也血得邪而鬱隧道阻隔或溢或結積久滲於脉外氣為之亂此陽滞於陰也是以氣凝血滯而成癰疽之疾夫癰者壅也為陽屬六腑毒騰於外其發暴而所患淺浮不傷筋骨疽者沮也為陰屬五臟毒攻於內其發緩而所患沉深傷筋蝕骨若氣血勝毒則順毒勝氣血則險法當視其所發之地各從十二經氣血之多少處治又須分內外以治其本若其脉沉實當先踈其內以絕其源也其脉浮大當先托裏恐邪氣之內也有內外之中者邪氣至盛遏絕經絡故發癰腫此因先托裏及失踈通又失和榮衛也大要須明托裏踈通臟腑調和榮衛之三法內之外者其脉沉實發熱煩燥外無焮赤痛深於內其邪氣深矣故踈通臟腑以絕其源外之內者其脉浮數焮腫在外形證外顯恐邪氣極而內行故先托裏也內外之中者外無

焮惡之氣內亦臟腑宣通知其在經當和榮衛也用此三法之
後雖未瘥必無变証亦可使邪氣峻減而易愈是故治之〻法
種〻不一或疎散或消毒或針烙或內托或外消或瀉利或補
益各有所宜如腫瘍為実宜瀉利潰瘍為虛宜補益浮露而淺
者宜外消伏蔵而深者宜內托此千古不易之定議也雖然其
証有善而易治者有惡而难消者其為動息自寧飲食知味一
善也便利調匀二善也膿潰腫散水鮮不臭三善也神彩精明
語聲清亮四善也體氣和平五善也若夫煩燥時嗽腹痛渴甚
泄利無度小便如淋一惡也膿血既泄焮腫尤甚膿色臭敗痛
不可近二惡也目視不正眼睛緊小白睛青赤瞳人上視三惡

也不能飲食服藥而嘔食不知味四悪也肩背膊項轉動不便四肢沉重五悪也聲嘶色脱唇鼻青黒面目四肢浮腫六悪也喘粗氣短恍惚嗜臥七悪也病有証合七悪皮急緊而如善者病有証合五善皮緩虛而如悪者夫如是者豈淺識之所知哉只知五善並至則善無以加矣七悪併至見悪之極矣愚意裁之凡患瘡疽之時五善之中乍見一二善証瘡亦囬也七悪之内忽見一二悪証宜深懼之大抵瘡疽之發如見噫氣痞塞身冷自汗目瞪耳聾語言錯亂未潰先黒陷者是爲悪証如膿潰之後而煩疼尚未痊者診其脉洪滑粗散者難矣微濇遲緩者易痊此善悪之症於診候之中亦可知也治之之法如未潰者

神仙活命飲神功散以敷外已潰者生肌托裏十全大補湯以
治內可也

謂。而已

補注音釋本中考證以藏本並已附著於上凡有此異本十全本不重出

疔腫

内經曰膏梁之變足生大疔其名有十三種形狀雖各不同所由皆因熱毒或因悞食自死禽獸蘊毒於內而發者或因感触死畜蛇虫毒氣而發者發無定處在肩背腰間者為緩在頭面耳鼻口舌唇上及手足骨節間者最急如生两足多有紅絲至臍生两手多有紅絲至心生面唇口内多有紅系入喉俱難療治須急看以針挑撥其系出血泄其毒氣方可保生大抵疔瘡初起之狀瘡頭黑硬如釘四畔帶赤如火盤根突起寸餘隨變焦黑未幾腫大而光轉為湿爛深孔透肌如大針穿之狀形色不一極痛極痒或有不痛不痒只覺麻木者其症先寒後熱眼中

流火四肢沉重牙關緊急時或心中驚惕甚則悪心嘔吐大法急用飛龍奪命丹下之去其毒之鋭勢後隨証經絡病勢緩急用引経藥施治表証多者追疔湯裏証多者活命飲皆不可不速治之也

論方合璧

雲間芝林　閭丘煜輯

婦人門

調經論

婦人得陰柔之體以血為本蓋陰血如水之行地陽氣若風之旋天故風行則水動氣暢則血調此自然之理也經云二七而天癸生任脉通太衝脉盛月事以時下交感則有子矣其天癸者天一生水任脉通者陰陽之通泰也太衝脉盛者氣血之俱盛也何為月信月者陰也常以三旬一見以象月盈虧之數也

信者實也對月而来應時而合也如常度參差則曰不調如調之後則病不生故經曰血調氣和有子之象否則逆之諸病蠭起勢不可遏柰之何也經曰月水先期而来者血有餘而熱也宜四物加芩連白朮阿膠過期而来者血不足也宜四物加參朮升芪或前或後者氣血不調也宜四物加續斷柴胡淋瀝不斷者邪未踈也宜四物加芩連白朮續斷来而成塊者氣之凝也宜四物加桃仁紅花木香將行而痛者氣之滞也宜四物加莪朮附花紅木香玄胡索錯經妄行者氣之亂也宜生地白芍丹皮芩連阿膠經行後痛者氣血虛也宜八珍湯不行而痛者血之寒也宜五積散閉而不来者血枯也身發虛熱不宜峻行補

水分椒仁丸　方在六要
血分葶藶丸　同上

益宜玉燭散萬靈丹肥人色淡者痰多也宜二陳加歸芎白朮枳殼黃芩瘦人紫色者熱勝也宜四物加丹皮香附芩連亦有二三月一行經者因痰盛而体肥脂膏閉塞經脉導痰湯加芎歸香附黃連經水適來適斷而寒熱如瘧者逍遥散或三之一湯經水過多不止曾服涼血藥不驗者宜補中益氣湯加阿膠地榆經水月久不行腹脇有塊作疼是瘀血結成癥瘕也當調其氣而破其血衰其大半而止不可猛攻峻施以傷元氣宜芎歸香附丹皮肉桂牛膝玄胡桃紅之屬經水斷而後腫名曰血分乃瘀血化水閉塞胞門比水腫更難治但能調其經則水自消小調經散治之先浮腫而後經水不通名曰水分乃脾虚不

能制水則血與水并浮肌肉為虛腫宜行氣滲利之劑水分脉息沉細血分脉息沉數通用腎氣丸水分君澤瀉加防己葶藶木通血分君丹皮牛膝紅花又有閉經不行多有脾胃損傷而致者不可認作閉經死血輕用通經破血之藥須要審其飲食勞倦損傷脾胃食少惡食泄瀉疼痛或因悮下攻尅傷其中氣以致血少不行者只宜補養脾胃脾旺則能生血而經自行矣若執古方耗氣破血而調經者豈宜也抑且太衝者氣也任脉者血也血調氣和此衝任之升降也故經曰氣升則血升氣降則血降若將耗其真氣則血無所施止氣虛而邪氣勝矣故血病自此所由生焉若將破其血室而血無所附陰血虛而邪氣

勝矣故氣病自此所由生焉二者之間其經安得調乎況心生血脾統之養其心則血生實其脾則血足氣勝血和乃無病矣若耗氣破血豈是法歟又有傷寒病不當行經而經行者此熱入血室也宜以和解少佐養血之劑如小柴胡湯加當歸川芎炒黑乾姜香附以治之使邪從血解可也設或平日行經之時如保產毋一失其宜為病不淺當戒暴怒莫損于衝任遠色慾莫傷於血海少有抑欝宿血必停走于腰脇為脹為痛注于腿膝為痠為軟遇新血擊搏則疼痛不已散于四肢則麻痺不仁入于血室則寒熱不定或怔忡而煩悶或譫語而狂言或湧吐上出或下泄大勝其血皆因六欝七情之所致也寒熱溫涼之

不調也治療之法心氣怫鬱而碍經候者以芎歸芍藥香附續斷牛膝而治之瘀血蓄積散於四肢者以大調經散行之濕熱阻經者以蒼朮二陳開之潮熱者以逍遙散清之火而盛者玉燭散下之湧上吐者以四物加童便降之茍能如此調治免變他病而育孕多矣

治例

如女子適年未嫁或年未及而思男思傷心血火炎脾虧肺鑠腎燥而月水先閉將欲成勞者十分難治宜四物加柴芩為主治或逍遙散加梔子芩連以養陰降火寡婦鬱悶百端為病作寒作熱面赤心煩惡風體倦或時自汗肝脉弦長而經水不調

者當抑肝之陰氣柴胡抑肝湯或越鞠丸主之

交加地黃丸　生地　老薑各一觔　玄胡　當歸　芎藭各二兩　沒藥　木香　香附各一兩　桃仁　人參各兩半　右為末先以生薑汁浸生地黃查以地黃汁浸生薑渣晒干皆以汁盡為度共十味之末一處晒干漫研細末醋糊丸空心酒下或薑湯下

脉經曰脉至狀如琴弦若少腹痛主月水不利孔竅生瘡肝脉沉主月水不利腰腹痛尺脉来而斷絶者月水不利寸関調如故而尺脉絶不至者月水不利當患小腹腰疼氣滞上攻胸臆也

室女月水不通

夫衝任之脉起于胞内為經脉之海手太陽少陰二經表裏之病也蓋女子十四而天癸至任脉通腎氣盛經脉行血海盈滿七情不擾應時而下則一月一来矣若夫憂驚太甚積想過多日夜思慮勞傷心脾飲食失節以成虚損之症在男子神色消散在女子月水不通者何也憂愁思慮則傷心而血海竭矣所以神色先散不能發越于面也飲食勞倦則傷脾而血海衰矣所以諸經不能運布而四肢痿弱矣夫如是皆因氣之動火血之虧竭而月經欲行豈能行之者乎吾見心病則不能養脾故見食而畏脾虚則不能生金發當咳嗽蓋嗽者氣之勝也血之

衰也氣勝則木無所榮血衰則水無所歸何期經水行也耶苟能養血氣益津液健脾胃使氣勝血足而經自行矣不若用四物參朮丹皮紅花香附之類又當究其所因如平日經通或因他事觸犯而不來者有之或因鬱怒滯氣而不行者有之有因憂思損傷心脾者有之或因思想戀事不遂者有之或因氣結者有之或因血閉者有之當從其證而治之可也如怒傷肝者加味逍遙散鬱結傷脾者加味歸脾湯思慮傷心者加味定志丸腎經火動者加味地黃湯餘當考究本源發揚心機參而互之此治室女調經之大法也神矣決不可用通經之藥有傷血海

治例

通經丸　用猪肝斤皂凡斤拌炒完加當帰尾四两酒炒大黄
四两醋炒香附四两為末醋水糊丸每服三錢紅花酒下

崩漏

經曰陰虛陽搏謂之崩丹溪曰婦人崩漏者皆勞傷過極有損衝任則氣血不能約制其宜忽然衝逆而來故曰崩中暴下然崩中之證有因產後不禁男女妄自交媾致傷衝任而來者有因好食生冷之物阻滯惡露凝結而暴下者有因臨經傷食而一時崩中者有先產而後崩者有先崩而後產者有當經不行遇氣阻格若孕而成崩者有妊娠勞傷氣逆而崩漏者有年大氣血衰弱經脉不調忽然而崩者有年少情慾不遂思傷心脾過極而作崩者有中年情慾過多損傷衝任而作崩者然則名雖不同而實在於衝任有損經絡阻滯者耳殆見惡露一來如

山之崩如水之来勢不可遏故曰陰虛陽搏謂之崩治宜大補氣血可也如四物湯加人參炒阿膠炒荊芥地榆艾葉臨服加童便此治之大法也不若以凉血地黃湯益腎升陽湯升陽舉輕湯白术為君湯選而用之

治例

有去血過多心痛甚者名殺血心痛用海飄蛸炒為末醋湯調服產後去血過多心痛亦同

有內傷脾胃中氣下陷經水忽然暴至者補中益氣湯有憂思過傷心經而血崩者歸脾湯

治法　初起者不宜遽止必先服五靈脂炒烟尽為末一錢酒

下其性能行能止然後分虛实用調和氣血之藥一二剤再服

炅腊散去故生新末則用四物加炮姜以固之

光緒[illegible]年歲次[illegible]

[illegible]

[illegible]堂

淋帶

帶下者濕熱之邪聚於胞絡經脈而然也其證皆因不善養生者值經水之來恣性妄食生冷之物或將冷水灌口淨手稽留惡血凝滯不行或行之不盡又繼之以房勞有傷心腎使經血蓄於下焦留結不散如是作痛作帶者焉但有赤白之分耳帶下白者濕熱傷於氣分宜理氣清熱用香附柴胡青皮白朮官桂玄胡之屬熱甚者加酒炒黃芩帶下赤者濕熱傷於血分宜清熱涼血如神應艾泉湯或有清氣下陷而成帶者必四肢無力宜補中益氣湯加香附茯苓之屬或有白如涕者或有如紅津者有黃如爛瓜者有青如泥澤者有黑如衃血者皆合五臟之色

也輕則来而不来重則来而無度下流不止面色無光使腰腿痠疼或便血淋漓以致食飲減常精神短少皆帶下之所致也世俗皆行温補燥熱澁劑從而効者或有因而延綿者止知下焦白帶之虚寒不知中焦之湿熱殊不知湿熱之劑助其心火心火既盛陰血消鑠所以火升水降則上熱下冷下焦虚寒凝結濁物故為之帶下熱氣薰蒸則為腥腐之氣安獨言其虚寒乎治法當清上實下清濁自分理脾養血湿熱自解更能清心薄滋味然後温補下元帶自除矣

脉

陰搏於下陽别于上血氣和調有子之象手之少陰其脉動甚尺按不絶此為有孕少陰屬心〻主血脉腎為胞门脉應于尺或寸脉微関滑尺数往来流利如雀之啄或診三部浮沉一至或平而虚當問月水男女之别以左右取左疾为男右疾为女沉实在左浮大在右〻女左男可以預剖血瘕弦急而大者生虚小弱者即是死形

胎前

内經曰陰搏陽别謂之有子陰搏陽者謂陰脉搏手其中别有陽脉也是為氣血平和陽施而陰化也蓋天地之道陰陽和而後萬物育夫婦之道陰陽和而後男女生是故欲求嗣者先須調其婦之經脉〻既調則氣血和平而百病不生則樂乎有子矣故孕姙初時脉平而虚寸脉微小呼吸五至按之不絶無他病而不月者孕也必三月後而尺脉数但寸関調而尺脉絶者經病也又尺寸少陰動甚陰搏於陽為姙子蓋心主血脉腎為胞門子户故也姙娠一月之時足厥陰肝脉養之多血少氣二月足少陽胆脉養之少血多氣三月手少陰心脉養之少血多

半產漏下華脉主之蒴即血耗立見傾危

氣四月手太陽小腸脉養之多氣多血五月足太陰脾脉養之少血多氣六月足陽明胃脉養之多氣多血七月手太陰肺脉養之少血多氣八月手陽明大腸脉養之多氣多血九月足少陰腎脉養之少血多氣十月足太陽膀胱脉養之多血少氣是以母之五臟六腑經脉各養三十日也如至期當養之經虛实不調則胎孕為之不安甚則下血而墮故安胎之法宜按月依經視其氣血虛实而調之大忌男女交合間有外感時氣又宜四物合解散之劑與尋常不同治機要曰治胎產病當從厥陰經論之毋犯胃氣及上中二焦謂之三禁不可汗下利小便汗則痞滿下則傷脾利小便則亡津液能不犯此三禁則榮衛自

和矣至於胎前一切諸疾又當隨証施治不可執一如有孕嘔
吐煩燥眩運者此血氣盛有火也若不養血則火不降火不降
則吐不止宜茯苓補心湯加黄連竹茹有孕而悪心阻其飲食
名曰悪阻多從痰治二陳湯加竹茹生姜熱加芩連半夏茯苓
湯或旋覆半夏湯有懷胎而點滴下血者謂之胎漏血多為熱
血少為虗此是陰虗不足以濟火氣虗不足以固虗八物加膠
艾惟有犯房下血最難救治而止宜止血固胎飲又有尿血者
尿血自尿门下血胎漏自人門下血妊孕尿血屬胞熱者多四
物加山栀髮灰有因火逼動胎逆上作喘者急用条芩香附之
類血虗加芎歸芍藥胎動最忌腰痛宜固胎飲加杜仲續斷有

腹痛安胎不効者當辨寒熱虛實內虛裏寒作痛者理中湯加砂仁香附有熱胎燥作痛者芩朮湯加芍藥芎艸血虛胎痛者乃血少不能養其胎也四物加紫蘇香附氣虛胎痛者四君子加芍藥當歸有氣實心腹脹痛者香附枳殼湯妊娠有痰飲滯於胸膈煩燥不安者謂之子煩竹葉湯主之有胎氣不和湊上心腹〻滿痛疼閉悶謂之子懸乃下焦氣實火氣舉胎而上也紫蘇飲主之為最善有孕婦五六月或因煩渴飲引太過或泄瀉損傷脾胃脾虛不能制水遍身浮腫者曰子腫又名胎水乃氣遏水道而成也宜白朮散子腫飲鯉魚湯妊娠七八箇月両脚浮腫名曰皺脚平胃散加木瓜或成胎之後自脚面漸腫者

如孕婦轉胞用吐法亦好或令穩婆以香油抹手入產戶托起其胎溺自通却以參芪升麻大劑服之

并腿膝而頭面不腫喘悶妨食甚至足指縫間有黃水出者謂之子氣乃胞漿水湿下流也宜天仙藤散有孕婦平日體虛一旦風中太陽發則口噤背强痰涎壅盛昏暈搐搦不知人事時醒時作謂之子癇又曰兒暈羚羊角散治之妊娠飲食積熱膀胱溺澁小便淋瀝曰子淋安榮散或地膚子湯妊娠小便閉澁身體腹脇浮腫喘急氣促謂之子滿宜澤瀉散有孕外感風寒久嗽不已謂之子嗽杏蘇湯或天門冬散妊娠轉胞因胎漸長逼近于胞胞為所逼而側令人數溲故名轉胞胞即膀胱也或由孕婦中氣怯弱不能舉胎胎壓其胞而然但子淋與轉胞相類若小便數點滴而痛者為子淋頻數出少而不痛者

胞參朮飲治之脬系自疎水道自通有娠孕三五個月忽然失音乃胞絡脉絶胞繫於腎〻脉貫舌非藥可療產後自能言名曰子瘖有腹中兒啼者黄連一味服之其他諸証俱在本門求治俱忌傷胎之藥最要審究病因以安胎孕有因母病而致胎動不安者但療母病其胎自安有胎不安因觸母病但安胎氣母病自痊大抵辛散滑利之劑皆宜慎用凡婦人有懷胎即墮者乃氣血虛損不能榮養胎元而自墮耳猶枝枯則菓落藤萎則花墮也又因忿怒傷情內火便動亦能墮胎猶風撼其木人折其枝也或懷孕後不知節戒飲食房勞七情等事輕則胎動不安重則陽月必墮火能銷物造化自然宜安胎丸散常服以

清其熱〻清則血循經而不妄行而胎自安也又有小産者重
于大産將息當過十倍大産乃栗熟自脫根蒂小産如採生栗
斷其根蒂也多因氣衰血弱之故有傷胞胎中道殞落曰半産
急宜調理免成虛勞寒熱之症姙孕之婦最宜慎重豈可忽乎
哉

脉離經六至沉細而滑陣痛連腰胎即時脫

臨産須知

夫姙娠之婦子在腹中毋子一氣流通全賴漿水滋養十月數足血氣完全形神俱備忽若夢覺自然用手拆胞求路而出既出胞外毋子分體呼吸殊息豈可久居於内使其氣血不運不續哉經云欲産之婦脉離經離經者謂一呼三至也脉雖離經而腰不痛者未産也若腰連腹痛甚者即欲産也診其脉必尺部轉急如切繩轉珠凡臨産之際胞漿既下先宜脱去平常所穿之衣踰時尚未分娩便當煎芎歸湯磨下催生至寶丹使子路通暢而無難産之患以籠竈頭及竈口則易産切不可喧鬧宜選一善熟穩婆及得力之人無使揮霍張遑致令産婦驚懼

惟當飡軟飯稀粥之類若腹中痛且令扶行或痛或止名曰弄
痛不可試水手探亦不可屈腰眠卧如連腰引痛眼中如見火
光此是兒轉又須扶策徐行若艱難即凭物立須臾直至腹腰
相引頻頻陣痛難以行立然後坐草切勿太早恐兒在腹中難
以轉側若胎元壯健者忽然腰腹痛甚胞衣既拆則隨漿而下
其困弱者轉運遲慢胞漿既乾汙血流塞道路皆至難產若心
中熱悶可用生鷄子一枚打破吞服抱腰之人不得傾斜則兒
順自然產但臨行愴惶用力失宜遂有難產之患是故逆產者
則先露足有橫生者則先露手坐產者則先露臀此皆用力太
早之過夫手足先露者用細針刺兒手足心一二分深三四刺

之以塩塗其上輕輕送入兒得其痛驚轉一縮即生順矣或兒脚先下者謂之踏蓮花生急以塩塗兒脚底又可急搔之并以塩塗母腹上則正生矣産訖先飲熱童便一盞或入酒少許同服勿得睡卧且閉目而坐須之方可扶上床仰卧立膝勿令伸足熟睡宜頻喚醒亦不可以得男為喜喜則傷心恐生紅汗之疪亦不可以得女為憂恐致敗血傷心之患宜常燒醋炭或燒漆烟以防暈悶逡巡少進白粥毋令過飽一月之後宜食羊肉猪蹄少許其有破血之後經日不産者即當隨證詳辨倘胎死腹中另有診法脉訣云身重體熱悪寒頻舌下之脉黒復青反舌上冷子當死腹中須遣母帰冥面赤舌青細尋看母活子死

定應難唇口俱青沫又出母子俱死總高判面青舌青沫出頻
母死子活定知真況倉卒之間不可不審預與病家言之為妙
若胞衣不下得待少久非惟使産母疲倦是血流入胞中為血
所脹上冲心胸喘急疼痛必至危殆宜斷臍帶急以物墜住
尤宜用意拴縛然後絕斷不爾則胞上掩心而死須臾其血不
潮入胞中則胞衣自當瘻縮而下縱淹延數日不致害人急服
奪命丹或牛膝湯惟欲産母心懷舒暢則自下矣不可妄用手
法摘取當幹(有)破尿脬致終身之害者有之有取下肝葉隨時殞
命者有之五七日不可強力下床或憂慮用性于一月之內或
傷於房事以致變生証候類皆難治最宜謹慎外此有外感內

傷及諸雜証與男子等證但當加理血為助臨治之際宜以意
消息而參用焉

難產論

世之難產者往往見於鬱悶安逸之人富貴奉養之家若貧賤辛苦者無有也方書只有瘦胎飲一論而其方為湖陽公主作也實非極至之言何者見有此方其難自若予族妹苦於難產後遇胎孕則觸去之余甚憫焉視其形肥而勤於針指構思旬日忽自悟曰此正與湖陽公主相反彼奉養之人其氣必實耗其氣使和平故易產今形肥知其氣虛久坐知其不運而其氣愈弱久坐胞胎亦因母氣不能自運耳當補其母之氣則兒健

而易產今其有孕五六箇月遂與大全紫蘇飲加補氣藥與十數劑因得男甚快後遂以是方隨其母之形色性禀參以時令加減與之無有不應因名之曰大達生散

產後

產後無虛宜以行血為要如無惡露阻滯當大補氣血雖有雜證以末治之切不可用發表酸寒之劑所以產初一七之間不用芍藥者恐其酸寒伐生發之氣故也若八九日酒炒用之方可又曰產後大發熱必用乾姜因此熱非有餘之熱乃陰虛生内熱耳盖乾姜能入肺分利肺氣又能入肝分引血藥生血故補陰中藥用乾姜亦此意也殊不知發熱有七有去血過多發熱惡露不行發熱感冒發熱傷食發熱蒸乳發熱乳癥發熱蓐劳發熱必須問因切脉對証用藥如過去血過多發熱者六脉虛大而無力内無腹痛宜十全大補湯或七珍湯惡露不行發熱

者腹中必痛宜如神湯或黑神散失笑散感冒發熱者必有頭痛宜五積或黄龍湯停食發熱氣口脉必緊盛宜調中湯或枳术丸蒸乳發熱者必乳汁不通或脹硬疼痛宜通乳飲乳蒸發熱者因無子飲乳宜消乳散蓐勞發熱者必自汗四肢軟痛脉虚弦而無力宜三之一湯或當歸羊肉湯大抵初產發熱惡寒當審其惡露行與不行方可用補如不逐瘀遽服參芪其美之藥或食肉太早致使瘀血攻心而疾病蠭起矣可不慎歟又有敗血流入肝經古謂之鬱冒而又名血暈者眼見昏花頭目旋運不能坐起甚至神昏口噤絕不知人脉緊有力者酒調黑神散或醋炭薰鼻有去血過多而暈者但昏悶煩亂而已治以七

珍湯加童便或清魂散有小腹作痛而有塊者名兒枕痛五靈脂散痛甚者捷便方如瘀血入肺咳嗽者二母湯加桃仁杏仁人參茯苓瘀血迷心不語者七珍湯加菖蒲細辛如遍身浮腫乃敗血化水也調經散如惡心嘔逆腹脇脹悶者抵聖湯如元氣不足而泄瀉者君苓湯或補中益氣湯合六味丸料如虛汗多而不止黃芪湯如苗血不消積聚下痢下四神散如瘀血入肺喘急者孤陽絕陰有難治之理如胞損淋瀝者參朮膏產後陰肉兩旁腫痛手足不能舒伸者用四季葱入乳香末同搗成餅貼於陰戶兩旁良久即愈若產後中風斷不可作風治必用大補氣血為主然後清理痰氣故經云治風先治血血實風自

減正此謂欲

治例

產後敗血不淨腹中一處凝痛身上多汗小便頻數謂之腹癟

用米仁四兩 丹皮 桃仁 炮姜仁各二兩 為末每服三錢好酒下或煎服

加烏藥丸妙若產後失調敗血流經或腳痛腿瘦不能行走法

當生血補血不可峻用敗血之藥宜當歸尾地牛膝米仁紅花

澤蘭撫芎香附赤芍山查白朮人參茯苓乾姜官桂青皮陳皮

甘艸水酒各半加砂仁末七粒煎好冲童便服

琥珀地黃丸 治產 心神驚悸

琥珀另研 延胡索同糯米炒赤去米 當歸各一兩 蒲黃四兩炒香 生地研取汁留查 生姜搗汁留查

以姜汁炒生地查以生地汁炒姜查各乾末之煉蜜丸弾子大

每服一丸當帰湯化下

[illegible]

環跳穴痛 俗名胯眼

丹溪曰環跳穴痛不已防生附骨癰方以蒼朮佐黃栢之辛行以青皮冬加桂枝夏加黄芩體虛者加杜仲牛膝以甘草為使大料煎入酒煮恐朮栢桂苓發不動以少麻黃一二貼又不動者恐癰將成掘地成坑以火煅地赤沃以小便赤體坐其上以被席捲抱下體使熱蒸腠理間血氣暢而愈

時氣毒攻手足痛不可止同上法用酒沃凡手足痛熱醋浸炒

臂痛

臂痛為風寒濕所搏或飲涶流入或因提挈重物皆致臂痛有腫者有不腫者除飲症外其餘諸痛並用五積散及烏藥順氣

散蠲痺湯若坐卧為風濕所搏或睡後手在被外為寒所襲而痛者五積加減曾有挈重傷筋以致痺痛宜琥珀散或刼勞散或和氣飲每服加白薑黃半錢以薑黃能入臂也　痰飲流入四肢令人肩背痠疼兩手軟痺醫誤以為風則非其治矣宜導痰湯加木香姜黃各半錢重控涎丹輕者指迷茯苓丸　外有血虛不能榮于筋而致臂痛宜蠲痺湯合四物煎服　有氣血凝滯經絡脉不行而致痺痛宜舒筋湯

東垣曰臂痛有六道經絡各加引經藥乃驗以兩手伸直垂下大指居前小指居後而定之其臂臑之前廉痛者屬陽明經以升麻白芷乾葛行之後廉痛者屬太陽以藁本羌活行之外廉

痛者屬少陽以柴胡行之內廉痛者屬厥陰以柴胡青皮行之
內前廉痛者屬太陰升麻白芷葱白行之內後廉痛者屬少陰
細辛獨活行之

足跟痛

有痰有濕熱有陰虛　飲酒人有此悉屬濕熱當歸拈痛湯
脉滑肥人屬濕痰二陳二妙加木瓜有表症作寒熱者先以五積
散　瘦人脉數屬陰虛坎離丸加牛膝　平人脚轉筋屬肝熱
松節一兩剉碎乳香一錢砂鍋炒焦研細木瓜酒下又方赤蓼
莖酒水煎服外以大蒜磨脚心桃柳楮双槐五枝煎湯洗亦佳

腿痛

有血虛有濕有濕熱有痰流注有陰虛有陽虛前廉為陽明白
芷升麻葛根為引後廉為太陽羌活防風外廉為少陽柴胡內
廉厥陰青皮吳茱內前廉太陰蒼朮白芍　血虛脉細弱或左
脉芤大足不任地行則振掉屬血虛宜兼補腎四物加黃柏牛
膝杜仲之類恒多見于瘦弱之人　濕熱脉濡細或數痛自腰
胯以至足脛或上或下或腫或紅症兼小便赤澁屬濕熱宜滲
濕除熱當歸拈痛湯主之　濕六脉沉濡或伏兩膝隱隱然痛
或麻木作痛腫症兼遍身沉重者屬濕初宜微表後兼分利羌
活勝濕湯茯苓滲濕加減肥人加痰藥　痰脉沉滑或弦腰臍
一塊互換作痛症兼惡心頭眩者痰也宜豁痰行氣羌獨二朮

二陳加減豁痰湯主之

陰虛脉細而數或兩尺洪盛肌體羸瘦足心及脛痛不能任地

滋陰降火大補丸四物加知母黃柏牛膝杜仲之類

陽虛脉沉弱或虛大兩足浮腫或大便溏小水短少而痛不能

動屬命門火衰陽虛之症補中益氣加桂附

下部道遠非附烏不能達況濕熱濁痰鬱久固非尋常二妙丹

所可治者如舟車丸捉虎丹（趂痛丹）當用必用要在用之當耳虛者必

加桂附

姑詳論

[illegible]

[illegible]

[illegible]

[illegible]

[illegible]

[illegible]

[illegible]

髮眉鬚論

大率髮屬心稟火氣故上生鬚屬腎稟水氣故下生眉屬肝稟木氣故側生故有老而鬚白眉髮不白者或有髮眉白而鬚不白者蔵氣有所偏故也

婦人無鬚論

衝任二脉皆起於胞中別而絡唇口今婦人之生有餘有氣不足於血以其數脫血也衝任之脉不榮于唇口故鬚不生

宦者無鬚論

岐伯曰宦者去其宗筋傷其衝脉血瀉不復皮膚內結唇口不榮故鬚不生

天宦無鬚論

靈樞經曰天宦未常破傷不脫於血然其鬚不生者此天之所不足也其衝任不盛宗筋有氣無血唇口不榮是亦不生